实用中医技术与疗法丛书

总主编◎苏惠萍 倪磊

摸骨正脊术

主编◎郭 华 边朝辉 陈月峰

中国健康传媒集团

中国医药科技出版社

内 容 提 要

本书主要讲述摸骨正脊术的理论基础、诊断方法、复位手法及临床应用。摸骨正脊术通过摸骨诊察脊柱病变，经手法正脊复位，治疗脊柱病变所引起的常见病及部分疑难病症，具有诊断快捷准确、手法轻巧无痛、安全有效的特点。在临床应用方面重点讲述颈椎病、腔隙性脑梗死、帕金森综合征、腰椎间盘突出症等常见病的治疗方法。

图书在版编目（CIP）数据

摸骨正脊术 / 郭华，边朝辉，陈月峰主编 . — 北京：中国医药科技出版社，2024.1（2025.2重印）

（实用中医技术与疗法丛书）

ISBN 978-7-5214-3359-3

Ⅰ . ①摸…　Ⅱ . ①郭…②边…③陈…　Ⅲ . ①脊椎病 – 按摩疗法（中医）　Ⅳ . ① R244.1

中国版本图书馆 CIP 数据核字（2022）第 153352 号

美术编辑　陈君杞
版式设计　南博文化

出版　**中国健康传媒集团** | 中国医药科技出版社
地址　北京市海淀区文慧园北路甲 22 号
邮编　100082
电话　发行 : 010-62227427　邮购 : 010-62236938
网址　www.cmstp.com
规格　710×1000mm $^1/_{16}$
印张　6 $^1/_2$
字数　122 千字
版次　2024 年 1 月第 1 版
印次　2025 年 2 月第 2 次印刷
印刷　河北环京美印刷有限公司
经销　全国各地新华书店
书号　ISBN 978-7-5214-3359-3
定价　**38.00 元**

获取新书信息、投稿、为图书纠错，请扫码联系我们。

丛书编委会

总主编　苏惠萍　倪　磊

副主编　施　怡　李　雁　杨博华

编　委（按姓氏笔画排序）

边朝辉　朱　立　刘乃刚

刘克勤　孙慧怡　张　昶

陈幼楠　林欣潮　赵铁葆

郭　华　嵇　冰

编委会

实用中医技术与疗法通常是指安全有效、成本低廉、简便易学的中医药技术。人类从出现开始，就在不断和疾病抗衡，寻找和探索战胜疾病的方法和手段。我国的中医学承载着中国古代人民同疾病作斗争的实践经验，无论是神农尝百草，还是砭石疗法、针灸罐疗，都充分体现着古代先贤在维护健康、战胜疾病过程中的不懈努力和探索精神。长沙马王堆汉墓出土的《五十二病方》记载的有敷药、药浴、熏蒸、按摩、熨、砭、灸等外治法术，以及《黄帝内经》等古代经典著作中不断发展完善的针灸、按摩、刮痧、熨贴、敷药、膏方、药酒等中医药疗法，均为后世的实用中医技术与疗法奠定了扎实的理论和实践基础。

实用中医技术与疗法是中医药学的重要组成部分，包括中医理论指导下的多种防病治病的特色手段及方法，突出中医学简便效廉的特点，以患者依从性高、疗效好的中医外治疗法或非药物疗法为主，同时包括患者易于接受、安全有效的内服中药特色剂型等，内容丰富，适宜于各级医疗机构及健康保健机构推广应用。

本套丛书定位于中医药实用技术临床应用的推广及普及，以满足相关医疗机构及中医药工作者不断提升医疗服务水平、快速拓展业务范围，以及提升业务能力的学习需求。本丛书注重实用性、专业性及可读性，编写组在前期工作中，首先进行了较深入的调研，优选出相对应用广泛、技术成熟、大众容易接受、易于推广的临床实用技术。本丛书包括《内服膏方疗法》《外用膏方疗法》《穴位贴敷疗法》《外洗湿敷疗法》《中药茶饮疗法》《耳穴诊疗法》《小儿推拿疗法》《常见疼痛的诊断与针刀治疗》《摸骨正脊术》《直肠给药疗法》。本丛书既可作为指导中医药工作者临床实践的常备书籍，也可作为业务培训老师的参考教材，有着广泛的应用范围。

本丛书由北京中医药大学东直门医院苏惠萍教授、倪磊教授组织编写及审定，各分册主编均为各专业领域具有一定影响力的专家学者。在编写过程中，为使本丛书充分体现传承与创新、理论与实践的有机结合，大家反复推敲，修改完善，力求达到应有的水平。在此衷心感谢编写组的每一位成员艰辛的努力和付出。也希望这部丛书的出版，能为中医药事业的发展及中医药技术的推广应用做出积极的贡献。

由于编写时间较为仓促，书中难免存在不足之处，我们真诚希望广大读者在使用过程中多提宝贵意见和建议，以便今后修订完善。

丛书编委会

2023 年 11 月

摸骨正脊术是一种以拇指、食指循按脊柱等部位，诊察辨识骨、筋、膜之突出、增生、狭窄等病变，即传统所谓"骨错缝，筋出槽"，进而以手法施治的一种传统诊疗技术。

由旦牧堂传承百年的摸骨正脊术，渊源于中国的导引医学，其主要理论思想与《黄帝内经》一脉相承。如《素问·生气通天论》说："骨正筋柔，气血以流，腠理以密，如是则骨气以精，谨道如法，长有天命。"《灵枢·经脉》说："人始生，先成精，精成而脑髓生，骨为干，脉为营，筋为刚，肉为墙，皮肤坚而毛发长，谷入于胃，脉道以通，血气乃行。"摸骨正脊术正是通过循、摸、审、切、按，调理、整复骨、肉、筋、脉、皮的偏倾、拘急、增生、瘀滞、疼痛，以使骨正筋柔，气血流通，病去身安。旦牧堂摸骨正脊术作为我国传统的中医诊疗法，具有诊断快捷准确、手法轻巧无痛、安全有效的特点，2021年入选第五批国家级非物质文化遗产代表性项目名录。

中医伤科属于汉代三世医学导引医学范畴，柳长华先生近年在《黄帝内经》解读中对三世医学做出明确阐释，指出"导引医学以彭祖为代表人物，以春生、夏长、秋收、冬藏四时养身，导引，按摩等为特征"；张家山出土的汉初医简《引书》是汉代导引医学的代表作，其中"项痛不可以雇"导引法，是现存最早正脊法文献。《汉书·艺文志》也载有《黄帝杂子步引》十二卷、《黄帝岐伯按摩》十卷等导引文献。但自汉以后中医伤科文献秘而不传，至明代起才得到较广泛传播，如伤科名著唐代蔺道人所撰《仙授理伤续断秘方》于明洪武年间才刊刻出版，其关于骨伤治法最早提出"拔伸捺正"之术。

"骨错缝，筋出槽"是中医伤科的特有名词，其既属于病名，又属于骨与筋在受伤后的病机变化。中医学认为，外伤劳损，寒湿之邪，使气血运行不畅，经脉失养，而不能约束骨骼和稳定关节，产生骨错缝，筋出槽，即当今西医所指椎间盘突出、椎管狭窄、骨质增生等症。"骨错缝，筋出槽"思想，其渊源可上溯至周代，《礼记·月令》曰："命理瞻伤、察创、视折、审断。决狱讼，必端平。"东汉蔡邕注云："皮曰伤，肉曰创，骨曰折，骨肉皆绝曰断。""断"包含了骨折和筋伤。筋骨相近，伤筋必及骨，伤骨必损筋。这是"骨错缝，筋出槽"的基本内涵。清代《医宗金鉴·正骨心法要旨》谓："或因跌仆闪失，以致骨缝开错，气血郁滞，为肿为痛。"又云："或有骨节间微有错落不合缝者。"不仅指出骨错缝的原因，而且将"开错"和"微错"做出了程度上的区别。

近年来，不少学者以发扬"骨错缝，筋出槽"理论为主，以CT、X线、MRI技术为辅形成各自不同风格的流派。

笔者通过多年临床和家传骨伤，并在研究各派骨伤的基础上，仅凭双手摸骨精确诊断椎间盘突出、椎管狭窄、骨质增生等，而且复位时也仅凭双手，从不使用介入或辅助工具，由此形成郭氏摸骨法，现将其编辑成册，望专家同仁指正。

郭　华

2023年10月

基础篇

技法篇

临床篇

基础篇

第一章 总 论

第一节 摸骨正脊术的理论基础

唐代蔺道人所著《仙授理伤续断秘方》一书中提到："凡伤损重者，大概要拔伸捺正……拔伸当相近本骨损处，不可别去一节骨上。"说明损伤，既要"拔伸捺正"，又要"拔伸本骨"，不可以"别去一节"，即骨伤定位准确，不可"别去"。又提到："凡拔伸，且要相度左右骨如何出，有正拔伸者，有斜拔伸者。"即复位要判断左右，而且有"正拔"和"斜拔"，即复位的方向。"凡认损处，只须揣摸骨头平正，不平正便可见。凡左右损处，只相度骨缝，仔细捺捺，忖度便见大概，要骨头归旧，要撙捺皮相就入骨。凡拔伸，或用一人，或用二人三人，看难易如何。"既表述复位的标准，即"骨头平正，不平正便可见"，又指出难度，即"仔细捺捺，忖度便见大概"。

清代吴谦等所著《医宗金鉴·正骨心法要旨》中指出："盖正骨者，须心明手巧，既知其病情，复善用夫手法，然后治自多效。诚以手本血肉之体，其宛转运用之妙，可以一己之卷舒，高下疾徐，轻重开合，能达病者之血气凝滞，皮肉肿痛，筋骨挛折，与情志之苦欲也。较之以器具从事于拘制者，相去甚远矣。是则手法者，诚正骨之首务哉。"说明古代"以器具拘制"与手法正骨的效果是无法相比的，并说明手法正骨的精妙。

在古代，中医脉诊又叫切脉，三指可切脉象，然二指亦可切骨之变化。随着时代变迁，CT、MRI、X线、B超进入人们的视野，前人所讲"骨错缝，筋出槽"已不能和现代仪器检测结果相比较。经过临床数万例患者对比，可以通过摸骨发现和判断"突出""狭窄""增生""滑脱"等各种病症。

通过摸骨正脊，被列入世界难题的强直性脊柱炎的不可逆骨粘连（骨桥），韧带钙化都可以逆转，使处于强直位的患者变得"直"起来，每例患者骨的融合程度各不相同，转归也各不相同，远远超出人们所认为的正脊只能治疗椎间盘突出、椎管狭窄、骨质增生的范围。

正脊的理论依据：

1. 脊神经负责全身的资讯通路，人体的12对脑神经、31对脊神经由脊柱穿出支配全身躯体及所有器官，所有疾病的疼痛都与"脊神经"是否畅通息息相关。

2. 脑干和脊髓是人体"神经脉冲"与脑双向沟通的主要通路，神经传导控制着身体的健康和所有细胞、组织、器官及系统的功能。人体重要的神经组织，都由骨骼保护着，脑神经由颅骨保护着，脊髓神经由24块活动的脊椎骨保护，每一脊椎的正常活动性确保神经沟通的活动正常，脊椎活动的相关组织（椎间盘、韧带、肌肉）都会影响神经传导的正常与否。

3. 当人体的体形，包括后背外形出现倾斜和曲度改变时，说明患者的椎关节某个部位已经发生错动或错位，即椎间盘突出、骨质增生、椎管狭窄。而且有些患者在X线、CT、MRI下未发现任何病变，患者却痛苦难忍，通过摸骨可以发现椎关节错动，施以手法便能祛除疼痛症状。并且可以通过患者的体形、体重、工作预知其在X线、CT、MRI下能够确诊椎间盘病变的时间。还可以通过摸骨判断，一些医院例行体检CT发现椎间盘突出，却未发生症状患者将来疼痛发生的时间。

中医学理论认为人体督脉分布于脊柱。督脉总督一身阳气，影响人体的脑髓、肾、腰脊、脊髓。用摸骨正脊术确定脊柱中脊椎偏移方向，施以手法，症状可逐渐消失。由于工作、体质、年龄、营养等状况各不相同，各椎体损伤后压迫神经根的位置不一样，临床表现也不一样。具体如下（图1-1）。

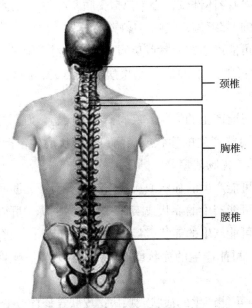

颈椎

胸椎

腰椎

图1-1　脊柱

1. **第1颈椎** 可能产生的症状或疾病：头痛、失眠、头部发冷、高血压、健忘、慢性疲劳综合征、眩晕、偏头痛、眼花、面瘫、低热。

2. **第2颈椎** 可能产生的症状或疾病：额窦炎、过敏、耳鸣、耳周边疼痛、眩晕、视力下降、斜视、耳聋、偏头痛、胸闷、心动过速、高血压、失眠。

3. **第3颈椎** 对应身体部位：脸颊、外耳、面部骨骼、牙、三叉神经。可能产生的症状或疾病：三叉神经痛、痤疮、粉刺、湿疹、咽喉异物感、胸闷、颈痛、牙痛、甲亢。

4. **第4颈椎** 对应身体部位：鼻、唇、口、咽。可能产生的症状或疾病：流涕、失聪、扁桃体肿大、咽喉异物感、胸闷、肩痛、牙痛、嗳气、甲亢、耳聋。

5. **第5颈椎** 对应身体部位：脸颊、外耳、面部骨骼、牙、三叉神经。可能产生的症状或疾病：三叉神经痛、痤疮、粉刺、湿疹、咽喉异物感、胸闷、颈痛、牙痛、甲亢。

6. **第6颈椎** 对应身体部位：颈部肌肉、臂、扁桃体。可能产生的症状或疾病：上肢疼痛、慢性咳嗽、肩颈疼痛、心律失常。

7. **第7颈椎** 可能产生的症状或疾病：滑膜炎、畏寒、甲状腺疾病、低血压、心律失常、上肢后侧及尺侧麻痛。

8. **第1胸椎** 可能产生的症状或疾病：哮喘、咳嗽、呼吸困难、呼吸急促、手及前臂疼痛、上臂后侧痛、左上胸痛、心慌、心悸。

9. **第2胸椎** 对应身体部位：心（包括瓣膜及心包）、冠状动脉。可能产生的症状或疾病：心脏和胸部疾病，气喘、咳嗽、心悸。

10. **第3胸椎** 可能产生的症状或疾病：支气管炎、肺炎、心悸、肩痛。

11. **第4胸椎** 可能产生的症状或疾病：胆囊炎、胆结石、乳房痛、气喘、嗳气。

12. **第5胸椎** 可能产生的症状或疾病：肝脏疾病、血压异常、关节炎。

13. **第6胸椎** 可能产生的症状或疾病：胃部疾病，包括胃痉挛、消化不良、胃痛、腹胀、胃及十二指肠溃疡。

14. **第7胸椎** 可能产生的症状或疾病：溃疡、胃炎、肋间痛。

15. **第8胸椎** 可能产生的症状或疾病：抵抗力下降、肝脏及胃部疾病。

16. **第9胸椎** 可能产生的症状或疾病：过敏、麻疹、上腹胀痛、糖尿病。

17. **第10胸椎** 可能产生的症状或疾病：动脉硬化、慢性肾炎、腹胀、卵巢炎、糖尿病。

18. **第11胸椎** 可能产生的症状或疾病：皮肤丘疹样改变、粉刺、湿疹、疖、胰腺炎、排尿异常、尿路结石。

19. **第12胸椎** 可能产生的症状或疾病：风湿病、不育症、胰腺炎、糖尿病、肾炎。

20. **第1腰椎** 可能产生的症状或疾病：便秘、结肠炎、腹泻、肾区疼痛、排尿异常。

21. **第2腰椎** 可能产生的症状或疾病：便秘、结肠炎、腹泻、肾区疼痛、排尿异常。

第二节　关于脊柱

人类脊柱由24块椎骨（颈椎7块、胸椎12块、腰椎5块）、1块骶骨和1块尾骨借韧带、关节及椎间盘连接而成（图1-2）。脊柱上端承托颅骨，下联髋骨，中附肋骨，并作为胸廓、腹腔和盆腔的后壁。脊柱内部自上而下形成一条纵形的椎管容纳脊髓。脊柱具有支持躯干、保护内脏、保护脊髓和进行运动的功能。

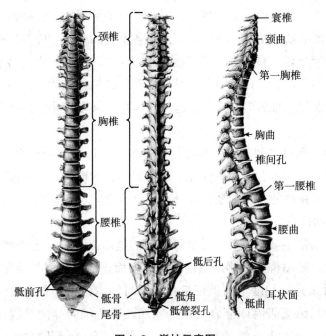

图1-2 脊柱示意图

1. **前面观** 椎体自上而下渐加宽，第2腰椎最宽，与椎体的负重有关。自骶骨耳状面以下，重力传至下肢骨，体积渐缩小。

2. **后面观** 椎骨棘突连贯成纵嵴，位于背部正中线。颈椎棘突短而分叉，近水平位。胸椎棘突细长，向斜后下方，呈叠瓦状排列。腰椎棘突呈板状水平向后。

3. **侧面观** 可见颈、胸、腰、骶4个生理性弯曲，颈和腰曲凸向前，胸和骶曲凸向后。在正常情况下，脊柱的4个弯曲从侧面看呈S形，即颈椎前凸、胸椎后凸、腰椎前凸和骶椎后凸。长期姿势不正和某些疾病（如胸椎结核、强直性脊柱炎等）可使脊柱形成异常弯曲，如驼背。

脊柱是身体的支柱，位于背部正中，上端接颅骨，下端达尾骨尖。脊柱分颈、胸、腰、骶及尾5段，上部长，能活动，好似支架，悬挂着胸壁和腹壁；下部短，比较固定。身体的重量和所受的震荡即由此传达至下肢。脊柱由脊椎骨及椎间盘等构成，是一相当柔软又能活动的结构。随着身体的运动载荷变化，脊柱的形状可有相当大的改变。脊柱的活动很大程度上取决于椎间盘的完整，相关脊椎骨关节突间的和谐。脊柱的长度，3/4是由椎体构成，1/4由椎间盘构成。

这样众多的脊椎骨，由于周围有坚强的韧带相联系，能维持相当稳定，又因彼此之间有椎骨间关节相连，具有相当程度的活动性，每个椎骨的活动范围虽然很少，但如全部一起活动，范围就增加很多。脊柱的前面由椎体堆积而成，其前与胸腹内脏邻近，非但保护脏器本身，同时尚保护脏器周围的神经、血管，其间仅隔有一层较薄的疏松组织。脊柱的后面由各椎骨的椎弓、椎板、横突及棘突组成。彼此借韧带互相联系，其浅面仅覆盖肌肉，比较接近体表，易于扪触。在脊柱前后两面之间为椎管，内藏脊髓，其周围骨性结构如椎体、椎弓、椎板，因骨折或其他病变而侵入椎管时，即可引起脊髓压迫，甚至仅小量出血及肉芽组织即可引起截瘫。

在相邻椎骨椎弓之间的韧带叫椎弓间韧带，由弹性结缔组织构成，呈黄色，故又称黄韧带。黄韧带有很大的弹性，连接着相邻的椎板，协助椎板保护椎管内的脊髓，并限制脊柱的过度前屈。此外在各棘突之间、各横突之间，分别生有棘间韧带和横突间韧带。

脊柱的长韧带主要有3条：在椎骨前面的是前纵韧带，上连枕骨大孔前缘，下达骶骨前面，紧贴椎体和椎间盘前面，厚实而坚韧，对脊柱稳定有重要作用。椎体后面的后纵韧带长度与前纵韧带相当，与椎体相贴部分比较狭细，但在椎间盘处较宽，后纵韧带有限制脊柱过分前屈及防止椎间盘向后脱出的作用。在棘突尖上还有一条上下连续的棘上韧带，在胸、腰、骶部紧贴棘突末端，至颈部则呈板片状，将两侧肌肉分开，由弹性结缔组织构成，名为项韧带。环枕关节和寰枢关节是脊柱上端与颅骨之间的连接，又合称为环枕枢关节。脊柱为人体的中轴骨骼，是身体的支柱，有负重、减震、保护和运动等功能。脊柱韧带示意图见图1–3。

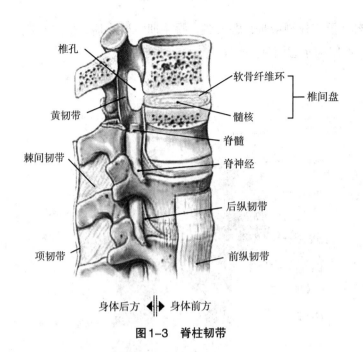

图1-3 脊柱韧带

脊柱上端承托头颅，胸部与肋骨结成胸廓。上肢借助肱骨、锁骨和胸骨以及肌肉与脊柱相连，下肢借骨盆与脊柱相连。上下肢的各种活动，均通过脊柱调节，保持身体平衡。

脊柱的4个生理弯曲，使脊柱如同一个弹簧，能增加缓冲震荡的能力，加强姿势的稳定性，椎间盘也可吸收震荡，在剧烈运动或跳跃时，可防止颅骨、大脑受损伤，脊柱与肋骨、胸骨和髋骨分别组成胸廓和骨盆，对保护胸腔和盆腔脏器起到重要作用。

脊柱除支持和保护功能外，有灵活的运动功能。虽然在相邻两椎骨间运动范围很小，但多个椎骨间的运动累积在一起，就可进行较大幅度的运动，其运动方式包括屈伸、侧屈、旋转和环转等。脊柱各段的运动度不同，这与椎间盘的厚度、椎间关节的方向等制约因素有关。骶部完全不动，胸部运动很少，颈部和腰部则比较灵活。人在立正姿势时，通过身体所引的垂直重力线经过颈椎体的后方，在第7颈椎和第1胸椎处通过椎体，经胸椎之前下降，再于胸腰结合部越过椎体，经腰椎后方并穿过第4腰椎至骶骨岬再经骶骨前方、骶髂关节而传至下肢。脊柱的弯曲，特别是颈曲与腰曲，随重力的变化而改变其曲度。脊柱背侧主要为肌肉，脊柱周围的肌肉可以承受作用于躯干的外力。直接作用于腰背部脊柱的肌肉有背肌、腰肌。背肌分浅层和深层：浅层包括背阔肌、下后锯肌，深层包括骶棘肌、横突棘肌、横突间肌、棘突间肌；腰肌包括腰方肌和腰大肌。间接作用于腰脊部脊柱的肌肉有腰前外侧壁肌、臀大肌、臀中肌、臀小肌、股二头肌、半腱肌及半膜肌等。背部肌肉示意图见图1-4。

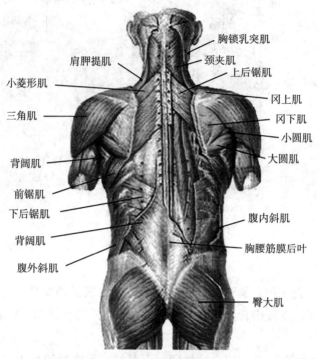

肩胛提肌
小菱形肌
三角肌
背阔肌
前锯肌
下后锯肌
背阔肌
腹外斜肌

胸锁乳突肌
颈夹肌
上后锯肌
冈上肌
冈下肌
小圆肌
大圆肌
腹内斜肌
胸腰筋膜后叶
臀大肌

图1-4　背部肌肉

　　脊柱是由中胚层的生骨节细胞围绕脊髓和脊索形成的。胚胎早期，每侧体节腹内侧面分出一团间充质细胞，为生骨节。生骨节逐渐移向中线脊索周围。起初生骨节组织的节段包绕脊索与体节对应，当进一步发展时，每个生骨节的尾端部分变致密，并和下位生骨节的头端连接起来，形成新的节段称椎骨原基，即后来的椎体。椎体形成后不久，在其背面伸出密集的间充质，形成神经弓，包围脊髓。腹面形成肋突，肋突在胸椎形成肋骨，在颈、腰椎与横突相合。椎骨原基形成软骨，后骨化为椎体。椎体中的脊索完全退化，但在椎间隙中央的脊索，却保留下来，增长并经过黏液样变性，形成髓核。髓核周围的纤维组织分化成纤维软骨环，与髓核共同构成椎间盘。临床上偶遇到骶尾部的脊索组织残留并异常生长而形成肿瘤，压迫周围组织产生腰骶痛及盆腔脏器功能障碍。生骨节旁的生肌节组织，原来与生骨节位于同一节段，当生骨节重新组合之后，则处于两相邻椎骨间，并逐渐发育成脊旁肌肉。原位于生骨节间的动脉，此时处于椎体腰部，形成脊间动脉，即以后的肋间动脉及腰动脉。神经则位于两椎骨间，通过后来形成的椎间孔与脊髓相接，形成脊神经。出生时的椎骨在椎体和两侧椎弓各有一个骨化中心。生后1年，胸、腰椎两侧椎弓完全融合，颈椎第2年初融合，骶骨较晚，约在7~10岁融合，且常融合不良，形成脊柱裂，椎弓与椎体的融合，在颈椎为3岁，胸椎为4~5岁，腰椎6岁，骶椎7岁或更晚，次发骨化中心在青春期才出现。

脊柱的分节和包绕神经管，是一个复杂的演化发育过程，在发育过程中脊椎的发育缺陷可形成半椎、楔椎、蝶椎、融合椎、移行椎，是常见的脊椎畸形，更常见的发育障碍是两侧椎弓对合障碍形成的脊柱裂。较轻的脊柱裂多为腰骶椎骨的后弓没有合并，但脊神经正常，表面皮肤正常或仅有小凹，或有色素沉着及毛发，因临床无症状，常在X线检查中发现，称隐性脊柱裂；重者可同时有脊神经、脊膜或脊髓的膨出，产生相应的脊神经功能障碍。在胚胎1~3个月时，脊髓和脊柱的长度一致，在以后的发育过程中，脊柱的生长迅速超过了脊髓，致脊髓末端在椎管内上升。在出生时其末端位于第3腰椎水平，至成人末端在第1腰椎下缘，第2腰椎以下的脊膜称为终丝，仍连于尾骨水平。随着这种不相称的生长，腰骶脊神经就从脊髓的发出处，斜行到相应的脊柱节段出椎间孔处，脊髓圆锥以下的神经呈马尾状，称为马尾神经。腰椎穿刺、碘水造影，均在此水平以下进行，以免刺伤脊髓。如图1-5。

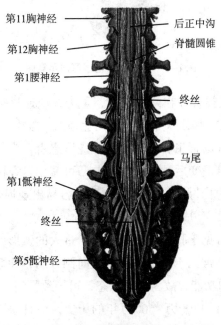

第11胸神经	后正中沟
第12胸神经	脊髓圆锥
第1腰神经	终丝
	马尾
第1骶神经	
终丝	
第5骶神经	

图1-5 背神经节段

婴儿的脊柱是由胸椎后凸和骶骨后凸形成的向前弯曲（图1-6），这两个弯曲可以最大限度地扩大胸腔、盆腔对脏器的容量。婴儿出生时，颈部始呈稍凸向前的弯曲，当生后3个月，婴儿抬头向前看时，即形成了永久性向前凸的颈曲以保持头在躯干上的平衡。在生后的18个月幼儿学习走路时，又出现了前凸的腰曲，使身体在骶部以上直立。这样的脊柱出现了人类所特有的4个矢状面弯曲：2个原发后凸和2个继发前凸。胸椎的后凸是胸椎椎体前窄后宽的结果，而颈部的继发前凸主要是由椎间盘的前宽后窄所形成的，其椎体则前后等高或前方稍矮。腰椎的前凸则除了椎间盘的前高后矮外，腰4及腰5椎体亦为前高后矮；腰3椎体不定，仍多为方形，而腰1、腰2椎体仍适应胸腰段的后凸而呈后高前矮的形态。

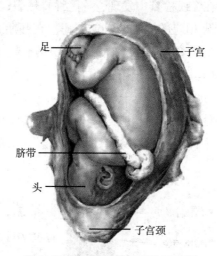

足———

———子宫

脐带———

头———

———子宫颈

图1-6　婴儿脊柱生理弯曲示意图

具有4个弯曲的人类脊柱在站立位时，重力线应通过每个弯曲的交接处，然后向下由髋关节稍后方，膝踝关节稍前方而达地面。腰椎前凸在每个人并不一致，女性前凸较大。青年性圆背患者，或老年性驼背患者，为保持直立位，腰椎前凸亦增加。老年人椎间盘退变后颈椎及腰椎前凸可减少。脊柱的弯曲可协助椎间盘减少振荡，但却使支撑力减少，在弯曲交界处容易出现损伤（如胸12、腰1）及慢性劳损（如腰4、腰5），成为腰痛的易发病处。

脊柱的前凸增加常见于腰椎及骶骨水平。过大的弧形后凸常见于胸部，如为骤弯则称为成角畸形，常见于骨折、结核。向侧方的脊柱弯曲称为侧凸。这些都影响脊柱的承重和传递功能，故为病理状态，可导致腰痛。

人类直立运动已有约300万~500万年的历史，但直立后的脊柱仍不能完全适应功能的需要，特别是腰骶交界处的慢性劳损，常为腰痛发病的基础。

第三节 摸骨正脊术的临床应用

【引起脊椎神经压迫的原因】

1. 人体颈椎神经压迫的原因。大多由于枕头过高，因颈椎的正常弧度为前凸状，若枕头太高，将改变此弧度，造成颈椎前凸消失，而压迫神经及椎动脉，造成颈部、肩部、手肘及手部的酸麻疼痛或无力，亦会引起脑部缺氧、头晕、头痛、失眠及脑神经衰弱等问题。其他如长期夹电话工作者、低头工作者、常以沙发把手当枕头者、躺在床上看书或看电视及喜欢跳水者等，均容易引起颈椎弧度改变，而压迫颈神经及椎动脉，造成上述症状。值得一提的是，上了年纪的人应保持颈椎柔软，因为僵硬的颈椎，较容易引起颈椎神经及椎动脉的压迫，不但容易引起上述症状，亦会引起血压上升而造成中风及脑血管病变。

2. 人体胸椎神经压迫的原因。最常见于长期单边肩挑重物，长期姿势不正（如躺在床上看书、看电视），长期运动及活动不够，单边运动造成两侧胸椎肌肉松紧度不均，骨盆倾斜造成胸椎产生代偿性侧弯，均为造成胸椎侧弯、胸椎神经压迫的原因。其他如外力重击、车祸或碰撞等，亦会引起胸椎神经压迫而造成胸腔器官（如心、肺等）病变。

3. 人体腰椎神经压迫的原因。最常见是由坐姿不良引起（坐沙发椅翘脚），其次为常年工作劳累致使脊椎两侧肌肉张力不平衡所引起，以及因常常弯腰拿重物，致使椎间盘突出所引起，因肥胖使腰椎长期支撑过重造成腰椎滑脱所引起，因钙质流失或摄取不足造成骨质疏松引起，因长期坐办公桌而造成肌肉疲劳所引起，因缺乏运动造成肌肉延展与耐力功能降低所引起，以及因运动伤害、外伤、床垫过软等原因造成腰椎神经压迫。

4. 消化系统功能不良及激素分泌失调者，因脊椎周边的韧带、肌肉组织结构及弹性不良，所有脊椎都容易偏移；这同时也是经常落枕及闪到腰的原因。

5. 慢性疾病，包括肾脏、甲状腺、副甲状腺等疾病，造成矿物质（含钙质）代谢异常，椎体易退化萎缩，软骨组织亦容易钙化，影响脊柱结构，尤其易造成腰椎神经及坐骨神经压迫（如腰酸背痛、脚麻、腿无力、腿行动不便、便秘、尿频等）。

【脊椎矫正的效果】

1. 与年龄有关，依年龄不同，矫正效果不同。年纪愈轻，效果愈快；年纪愈大，脊椎附近之肌肉、韧带等软组织愈僵硬，矫正效果较慢。

2. 与神经压迫时间有关，神经压迫时间愈短，则矫正效果愈好；神经压迫时间愈长，会使附近之组织构造形成钙化现象，则矫正效果较慢（经其他医疗机构治疗无效转来患者恢复较慢）。

3. 与个人工作情况有关，工作较轻松者，矫正效果较好；须使用脊柱负担工作者，矫正效果较慢；适当的运动可增加治疗效果。

4. 与个人姿势习惯有关，如站姿、坐姿及蹲下拾提重物的习惯，不良姿势习惯者，矫正效果较慢。

5. 矫正期间使用辅助器材可缩短疗程。如腰椎侧弯者，使用护腰辅助，颈椎有问题者，使用健康枕头辅助，但康复后须脱离辅助器材，防止发生依赖作用。

6. 治疗疾病的目的有两个：①最佳目的为康复。②控制延缓病情，缓解减轻症状。由于许多患者所生疾患已非一时，达十年甚至数十年，能达到延缓控制目的已不容易，故应与患者沟通清楚。

【郭氏摸骨术1000例患者康复与年龄统计】

1. 245例，30岁以下，腰椎间盘突出患者1~3次临床痊愈。

2. 320例，40岁以下，腰椎间盘突出患者5~7次临床痊愈。

3. 280例，50岁以上，腰椎间盘突出患者10次左右临床痊愈。

4. 134例膝关节炎，关节积液，患者疼痛消除，临床痊愈。

5. 11例膝关节病患者由于病程长的原因，造成半月板磨损，疼痛消除，但弯曲未改变。

6. 3例患者腰椎间盘突出由于患有中风后遗症临床症状略有改善。

7. 5例患者腰椎间盘突出由于小针刀或手术失败后转来略有改善，未愈。

8. 2例，1例脊柱侧弯、1例椎间盘突出患者，放弃治疗，未愈。

9. 1000例患者中，经手术和小针刀治疗后的患者占140例。

由于强直性脊柱炎合并椎间盘突出患者疗程比普通椎间盘突出患者要长很多，故不在此对比统计数据内。

技法篇

第二章　摸骨诊断术

第一节　望　诊

中医运用视觉，对人体全身和局部一切可见征象以及排出物进行有目的的观察，以了解健康或疾病状态称为望诊。对于脊柱的望诊，看外形有无弯曲、隆起，有无既往治疗不当引起的针孔、疤痕、结节、失血、粘连。

首先整体看外形，脊柱的4个生理弯曲是否存在，即颈椎稍向前，胸椎稍向后，腰椎明显前凸，骶椎明显向后。

其次局部看脊柱有无异常的凸出，以及凸起方向，或局部凹陷（图2-1）；有无局部曲度改变，如斜颈（图2-2）、高低肩、侧弯等。

最后观察活动度及走路姿势。

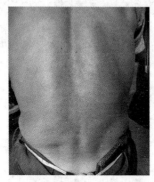
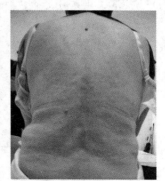

局部凸起　　　　　　　　　　　局部凹陷

图2-1　脊柱望诊

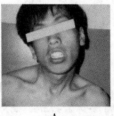
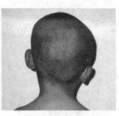

A　　　　　　　　　　　　B

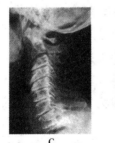
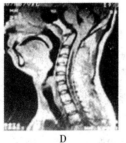

图2-2 斜颈

A.前面观；B.后面观；C.X线片；D.核磁

一、生理性弯曲

正常人脊柱有四个前后方向的弯曲，即颈椎段稍向前凸、胸椎段稍向后凸、腰椎段明显向前凸、骶椎则明显向后凸，类似"S"形，称为生理性弯曲。

正常人直立位时脊柱无侧弯。检查脊柱有无侧弯的方法是：检查者用手指沿脊椎的棘突尖以适当的压力从上往下划压，划压后皮肤出现一条红色充血线，以此线为标准，来观察脊柱有无侧弯。如图2-3。

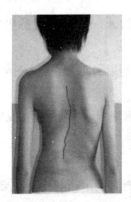
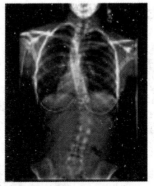

图2-3 脊柱侧弯

二、病理性变形

患者取站立位，仔细查看是否有畸形，通常可见三种基本的畸形：

1. **脊柱后凸** 指脊柱过度后弯，也称为驼背。多发生于胸段脊柱。

（1）小儿脊柱后凸：多为佝偻病引起，其特点为坐位时胸段呈明显均匀性向后弯曲，仰卧位时弯曲可消失。

（2）脊柱结核：多在青少年时期发病，病变常在胸椎下段。早期仅见其局部棘突稍隆起，如纽扣样；以后逐渐变大隆起，形成成角畸形，如"驼峰"样隆起。坐位时为了减轻患椎的压痛，常以两手支撑躯干；行走或站立位时，也呈尽量仰头和躯干后倾的姿态。

（3）青少年胸腰段均匀后凸畸形：可为发育期姿势不良或患脊椎骨软骨炎的结果。

（4）成年人胸段成弧形（或弓形）后凸：见于类风湿脊柱炎、强直性脊柱炎，仰卧位时脊柱也不能伸平。

（5）老年人脊柱后凸：多发生在胸段上半部，其躯干多稍前倾，头前伸，肩前移，为骨质退行性病变，胸椎椎体被压缩造成。

（6）外伤致脊椎骨折后造成脊柱后凸：可发生于任何年龄段。

2. 脊柱前凸 指脊柱过度向前凸出性弯曲。多发生在腰椎部位。腰椎过分前凸畸形，在站立位时观察最清楚。其上腹部明显向前鼓出，臀部明显后凸，骨盆倾斜度增大；如其背部与臀部靠墙，则可看出其腰椎后方与墙壁之间的空隙加大。

（1）因脊髓灰质炎等背肌无力、第五腰椎向前滑脱、佝偻病、进行性营养不良、过分肥胖等。

（2）因腹部过重，如妊娠后期、大量腹水、腹腔巨大肿瘤等引起的代偿性前凸。

（3）髋关节后脱位、髋外翻、髋关节结核后期、膝关节屈曲畸形、胸椎过分后凸畸形等引起的腰椎代偿性前凸。

3. 脊柱侧凸 指脊柱离开正中线向两侧偏曲。根据发生的部位不同可分为胸部侧弯、腰部侧弯和胸腰部联合侧弯。

（1）观察脊柱侧凸的方法有以下几种：

1）根据棘突线来观察：患者站立，检查者用示指与中指在患者的棘突上从上向下快速压划，皮肤可见一条红线，可以此判断是否侧凸及侧凸的部位和方向。

2）根据胸背部形态的改变来观察：侧凸一侧的上背部抬高，胸廓饱满，骨盆降低；其对侧，上背部与肩部降低，胸廓扁平，骨盆抬高。具体标志有：

①侧凸一侧的肩峰、腋后皱襞的最高点和肩胛骨下角等抬高；

②肩肱角（上臂与胸侧壁之间的夹角）变小或消失；

③髂肋间隙变长，髂嵴、髂后上棘下降；

④腰部内凹曲线消失；

⑤腋前皱襞的最高点、乳头、乳房下缘等抬高，胸廓丰满。

侧凸的对侧上述诸标志高低位置则相反，且其髂嵴上方有一深凹的皮肤皱褶。

3）垂线观测法：用一长线，下系重锤，线上端按在枕外粗隆中点或颈7棘突，线的下段让其自然下坠，但要调整患者站立姿势，让此垂线正好对准臀裂。如棘突偏离此线，说明其侧凸，并可观察其侧凸的类型、部位和程度。

（2）临床意义：根据侧凸的性质分为姿势性和器质性两种侧凸。

1）姿势性侧凸其特点是脊柱的弯曲度多不固定（特别是早期），改变体位可使侧凸得以纠正。如平卧或向前弯腰时脊柱侧凸可消失。

姿势性侧凸的原因有：

①儿童发育期坐、立姿势经常不端正；

②一侧下肢明显短于另一侧；

③椎间盘脱出症；

④脊髓灰质炎后遗症等。

2）器质性侧凸其特点是改变体位不能使侧弯得到纠正。

器质性侧凸的病因为：

①佝偻病；

②慢性胸膜增厚、胸膜粘连；

③肩部或胸廓的畸形等。

如图2-4。

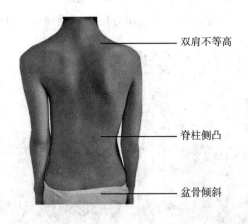

　　　　　　　　　　　　　　　　　　　　—— 双肩不等高

　　　　　　　　　　　　　　　　　　　　—— 脊柱侧凸

　　　　　　　　　　　　　　　　　　　　—— 盆骨倾斜

图2-4　脊柱问题视诊

【附】局部望诊

1.颈部望诊

（1）有颈横纹者耳聋，听力下降及视力下降，如图2-5A。

（2）颈部枕寰关节处隆起向另一侧者，如图2-5B。年龄30左右偏头痛，如图2-5C。年龄45岁以上供血不足，如图2-5D。年龄60岁左右腔隙性脑梗死。

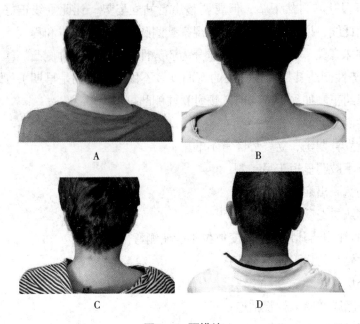

图2-5　颈横纹

2. 胸部望诊　两侧肌肉不一样高，上段一侧高者，心慌，窦性心律不齐；下胸段偏移者，胆囊痛，有高血脂及高血糖等症（或倾向）。如图2-6。

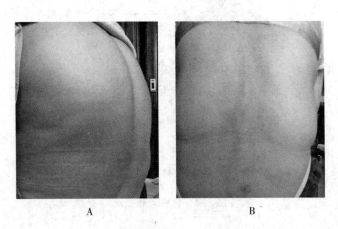

图2-6　胸椎两侧肌肉不等高

3. 腰部望诊　腰椎滑脱，膝关节痛。如图2-7。

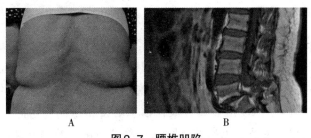

图2-7 腰椎凹陷

第二节 脊柱一般检查

一、脊柱活动度

正常人脊柱有一定活动度，但各部位的活动范围明显不同。其特点为：颈椎段与腰椎段的活动范围最大，胸椎段活动范围较小，骶椎各节已融合成骨块状几乎无活动性，尾椎各节融合固定无活动性。

（一）颈部活动度的检查

1. **检查方法** 患者取坐位或站立位，头居正中，两眼平视前方。依次行下列动作的检查：①屈曲：检查者通过嘱患者用颏部去触胸前，从而估计颈椎的活动度，正常颈椎可屈曲约45°，这是患者主动活动的度数。②伸展：检查者嘱患者尽量仰头，正常能后伸约45°。③侧屈：嘱患者用右耳触碰右肩，左耳触碰左肩。正常两耳至同侧肩峰的距离相等，侧屈约为45°。事先要注意其两肩要等高，动作时肩不可抬起。④旋转：嘱受检者用颏部分别去接触左右肩，但不能抬高肩部去触颏部。正常的旋转每侧约60°~80°。如图2-8。

2. **临床意义** 脊柱颈椎段活动受限常见于：①颈部肌肉肌纤维炎及颈肌韧带劳损。②颈椎增生性关节炎。③结核或肿瘤浸润使颈椎骨质破坏。④颈椎外伤、骨折或关节脱位。

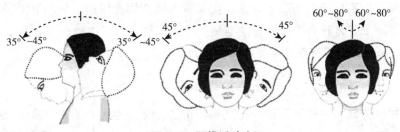

图2-8 颈椎活动度

（二）腰部活动度的检查

1. 检查方法　嘱患者取标准的立正姿势，然后依次进行下列动作的检查。需注意，在运动中双足不准移动，双膝不可屈曲，骨盆不可左右旋转。①腰椎前屈：嘱患者弯腰并力图以手触地，记录屈曲度数，并注意脊柱的形态。正常情况下从直立位到屈曲约有45°活动度。②伸展：嘱患者腰尽量向后弯曲，并在患者后面固定其两侧骨盆与髋关节，以检查其腰部伸展度。正常的伸展度约35°。③侧屈：检查者在患者后面固定其两侧骨盆与髋关节，嘱患者分别向左右侧弯腰，以检查脊柱向两边的活动度。正常情况下每侧活动度约为30°。④旋转：检查者像上述一样固定患者两侧骨盆与髋关节，嘱患者肩部分别向左右旋转，正常人躯干旋转度每侧约45°。躯干的旋转包括胸椎和腰椎活动。

2. 临床意义　脊柱腰椎段活动受限，常见于：①腰肌肌纤维炎及腰肌韧带劳损。②腰椎增生性关节炎。③椎间盘脱出，可使腰椎段各方向的运动均受限。④结核或肿瘤使腰椎骨质破坏。⑤腰椎骨折或脱位，多发生于外伤后。检查时应注意询问病史，观察局部有无肿胀或变形等。

【附】正常人直立、臀部固定的条件下，颈椎及腰椎的活动范围（表1-1）

表1-1　颈椎及腰椎正常活动范围

	前屈	后伸	左右侧弯	旋转
颈椎	45°	45°	各45°	60°~80°
腰椎	45°	35°	各30°	45°

二、脊柱压痛与叩击痛

（一）脊柱压痛

1. 检查方法　嘱患者取端坐位，身体稍向前倾。检查者以右手拇指自上而下逐个按压脊椎棘突及椎旁肌肉，若某一部位有压痛，则以第7颈椎棘突为骨性标志，计数病变椎体位置。

2. 结果判定　正常情况下脊椎棘突及椎旁肌肉均无压痛。某部位压痛多示其相应的脊椎或肌肉有病变，如脊椎结核、椎间盘脱出、脊椎外伤或骨折等。若椎旁肌肉有压痛常为腰背肌纤维炎或劳损所致。

（二）叩击痛

1. 检查方法　一般有两种：①直接叩击法，检查者用手指或叩诊槌直接叩击各椎体的棘突。这主要用于胸椎与腰椎的检查。②间接叩击法，嘱患者取坐位，检查者将左手掌面置于患者头顶部，右手半握拳用小鱼际肌部位叩击左手背，观察患者有无疼痛。

2. 结果判定　正常人脊椎无叩击痛。叩击痛阳性见于脊椎结核、脊椎骨折及椎间盘脱出等。叩击痛的部位多示病变所在。

第三节　摸骨定位

摸骨即切诊，医生用手直接触摸患者躯体的一定部位，以了解其局部组织形质改变的诊察方法。

《医宗金鉴·正骨心法要旨》指出："摸者，用手细细摸其所伤之处，或骨断、骨碎、骨歪、骨整、骨软、骨硬、筋强、筋柔、筋歪、筋正、筋断、筋走、筋粗、筋翻、筋寒、筋热以及表里虚实，并所患之新旧也。先摸其或为跌扑，或为错闪，或为打撞，然后根据法治之。"本项目摸骨法主要包括以下三个方面。

一、摸骨法理论

"骨错缝、筋出槽"是中医伤科的特有名词。它既属于病名，又属于骨与筋在受伤后的病机变化。中医学认为，外伤劳损、湿之邪，使气血运行不畅、筋脉失养，而不能约束骨骼和稳定关节，产生骨错缝、筋出槽。筋附行于骨，或筋伴脉而行，各自都有其起止点，也有其正常顺序和位置。一旦遭受外力的破坏，筋的运行位置、解剖结构就会发生变化。临床上的肌腱、韧带、筋膜的撕裂、撕脱、粘连与痉挛等都属于"筋出槽"。

早在两千年前的医书《黄帝内经·素问》中，对痹证就做过如下描述："风寒湿三气杂至，合而为痹也。其风气胜者为行痹，寒气胜者为痛痹，湿气胜者为着痹也。"传统中医骨伤科中也早有文献记载，《医宗金鉴·正骨心法要旨》中有："先受风寒，后被跌打损伤者，瘀聚凝结，若脊筋陇起，骨缝必错，则成伛偻之形。当先揉筋，令其和软，再按其骨，徐徐合缝，背膂始直。"以及"若跌打损伤，瘀聚凝结，身必俯卧，若欲仰卧、侧卧皆不能也，疼痛难忍，腰筋僵硬，宜手法：将两旁脊筋向内归附膂骨，治者立于高处将病患两手高举，则脊筋全舒，再令病患仰面昂胸，则膂骨正而患除矣。""先令病患以两手攀绳，足踏砖上，将后腰拿住，各抽去砖一个，令病患直身挺胸；少顷，又各去砖一个，仍令直身挺胸。如此者三，其足着地，使气舒瘀散，则陷者能起，曲者可直也。"之论述。这些都是关于脊椎骨"筋"和"骨缝"的辨证及施治方法。另有集满、蒙、汉正骨技艺真谛为一体的清朝宫廷建立的"上驷院绰班处"（即正骨科）的伤筋与错缝的手法治疗，也早公诸于世，使众人知晓。"骨错缝、筋出槽"学说在唐以前的医著中虽然早有记载，但其论点在当时是比较含混的。如《礼记·月令》中的："命理瞻伤，察创，视折，审断，决狱讼，必端平。"《礼记集解》的解释是："皮曰伤，肉曰创，骨曰折，骨肉皆绝曰断。"断，就包含了骨折和筋伤。筋骨相近，伤筋必及骨，伤骨必损筋。这是"骨错缝、筋出槽"的基本内涵。随着历史的发展进步，经过历代医家们长期的临床观察和总结，逐渐丰富和完善了这一学说，成为中医伤科学的特有组成部分。唐代《仙授理伤续断秘方》中记有"凡左右损处，只相度骨缝，仔细捻捺，忖度便见大概。"这里不仅有骨缝这一名词，而且还提示了损伤后注意对骨缝的检查，也即对关节处的脱位、半脱位和错缝的区别检查。到清代，在骨伤科的各种论著中，对"骨错缝、筋出槽"学说的阐述就更为详尽，并且还提出了各种治疗手法。如《医宗金鉴·正骨心法要旨》中的："或因跌扑闪失，以致骨缝开错，气血郁滞，为肿为痛。"又说："或有骨节间微有错落不合缝者。"这里不仅提示了骨错缝的原因，而且还将"开错"和"微错"做了程度上的区别。同时提出："手法者，诚正骨之首务哉。"强调了手法是骨伤科四大治疗方法之首，适用于骨伤科各种疾病，其中也包括了"骨错缝"和"筋出槽"的手法治疗。《伤科补要》中对脊骨和四肢的骨错缝也分别做了叙述，在第十五则中的"背脊骨伤"有："若骨缝叠出，俯仰不能，疼痛难忍，腰筋僵硬。"这里不仅是指脊椎骨折和脱位，还包括椎体小关节紊乱与急性腰肌损伤在内。根据"骨错缝、筋出槽"的原理，可用独特手法作用于人体体表特定部位与脊柱四肢关节，整复错位的骨关节和移位、出槽的软组织，以恢复机体的动态平衡，协调患处内外平衡关系，缓解肌肉痉挛，调节神经反射等。

1975年，在传统"骨错缝、筋出槽"的临床研究基础上，专家首次提出损伤性脊柱疾病发病和诊治机制的单（多）个椎体位移理论及脊柱内外平衡失调学说，并创用脊柱（定点）旋转复位法。最近十几年，不少学者从整理、发扬传统的"筋出槽""骨错缝"入手，以"中西结合互参"为主要手段，与国际上"正脊疗法"的研究和实践接轨，形成各具不同风格的手法流派。具有代表性治疗伤筋与错缝的手法治疗，认为该病是由于关节软组织的轻度错动所致，虽然关节错缝因伤筋所致，但并非所有的伤筋都合并关节错缝，应该严格区分。治疗以手法复位为主，强调技巧、功力，要求一准、二巧、三果断。

需要说明的是，"骨错缝""筋出槽""骨对缝""筋入槽"是历代学者从无数直观的临床现象中科学地总结而来的，但在现代医学领域里缺乏充足的客观依据。我们认为摸骨判定腰椎间盘突出、腰椎滑脱、骨质增生，检查者可用手指沿脊椎的棘突尖以适当的压力从上往下划压，划压后皮肤出现一条红色的充血线，以此线加以鉴别。

1. 根据手诊，结合年龄确定腰突。
2. 根据软组织粘连程度确定增生。
3. 根据望诊、手诊确定滑脱。
4. 根据摸法断定狭窄。

二、摸骨定位

脊柱的检查通常以视、触、叩诊相互结合，其主要内容包括脊柱的弯曲度、有无畸形、脊柱的活动度及有无压痛、叩击痛等。脊柱由7个颈椎、12个胸椎、5个腰椎、1个骶椎、1个尾椎构成。以胸椎为例，椎骨的解剖结构如图2-9所示。

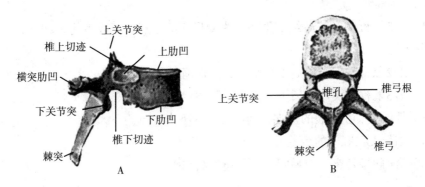

图2-9　胸椎
A.侧面观；B.上面观

为确定病变的位置，首先应了解各椎骨体表标志。①从枕骨结节向下，第一个触及的是第2颈椎棘突，它与第2颈椎椎体约在同一水平。②第7颈椎棘突特别长，颈前屈时更为明显，故又称隆椎。③将双上肢垂于体侧，两肩胛冈内端连线通过第3胸椎的棘突，棘突下缘约平第3、4胸椎间隙。④两肩胛下角的连线通过第7胸椎棘突，约平第8胸椎椎体。⑤腰肌两侧可触及的最长的横突为第3腰椎横突，同第3腰椎椎体水平。⑥双侧髂嵴最高点的连线，一般通过第4腰椎椎体下部或第4、5椎体间隙。

1. 棘突定位

（1）胸椎棘突定位（图2-10）

1）第3胸椎棘突与肩胛冈内侧端平齐。

2）第7胸椎棘突与肩胛骨下角平齐。

3）第12胸椎棘突在第12肋肋角距后正中线5厘米处。

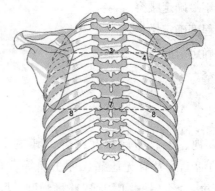

图2-10　体表定位1

（2）腰椎棘突定位（图2-11）

1）第5腰椎棘突与髂结节平齐，为菱形窝的上点。肥胖者为一凹窝，为下背部正中沟的终点。

2）第2骶椎棘突与髂后上棘平齐，为蛛网膜下腔的终点。

3）第3骶椎棘突与髂后下棘平齐。

4）骶尾关节在臀裂的上端，为菱形窝的下点。

5）尾骨尖在肛门的后上方，正常有一凹窝。

6）第4腰椎棘突（或棘间）与髂嵴最高点平齐。

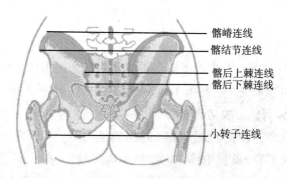

图2-11　体表定位2

（3）颈椎棘突定位（图2-12）

第7颈椎棘突是颈椎棘突中最隆起的一个。当低头时，在项部下方正中线上最突出的一个，能随摇头而左右摇动，而其下方的第1胸椎棘突则完全不动，可资区别。

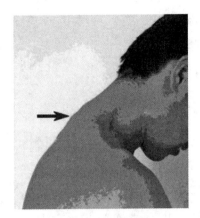

图2-12　第7颈椎棘突

2.椎体定位　以成年人立正姿势为标准。如图2-13。

（1）以棘突定椎体的位置，颈椎、上位胸椎和腰椎的棘突与同位椎体平齐；中、下位胸椎棘突与下一位椎体的下缘平齐。

（2）下胸部的棘突与下一个椎体的中部平齐。

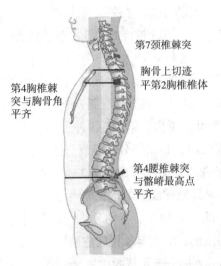

图2-13　体表定位3

（3）腰椎棘突与同位椎体平齐。

（4）从躯干前部体表标志定椎体位置

1）下颌角平齐第2颈椎椎体。

2）舌骨平齐颈3、4椎间隙。

3）环状软骨平齐颈6椎体。

4）胸骨上切迹平齐胸2椎体。

5）剑突平齐胸9椎体。

6）季肋下缘平面与腰3椎体等高。

7）脐平齐腰3、4椎间隙。

三、软组织的摸法

（一）软组织定义

软组织是指人体的皮肤、皮下组织、肌肉、肌腱、韧带、关节囊、滑膜囊、神经、血管等。

1. 皮肤 较厚，移动性小，有较丰富的毛囊和皮脂腺。

2. 浅筋膜 致密而厚，含有较多脂肪，有许多结缔组织纤维束与深筋膜相连。项区上部浅筋膜特别坚韧，腰区的浅筋膜含脂肪较多。

3. 皮神经 来自脊神经后支。

（1）项区：来自颈神经后支，其中较粗大的皮支有枕大神经和第3枕神经。枕大神经是第2颈神经后支的分支，在斜方肌起点上项线下方浅出，伴枕动脉分支上行，分布至枕部皮肤。第3枕神经是第3颈神经后支的分支，穿斜方肌浅出，分布至项区上部皮肤。

（2）胸背区和腰区：来自胸、腰神经后支的分支。各支在棘突两侧浅出，上部分支几乎呈水平位向外侧行，下部分支斜向外下，分布至胸背区和腰区皮肤。第12胸神经后支的分支可至臀区。第1~3腰神经后支的外侧支组成臀上皮神经，行经腰区，穿胸腰筋膜浅出，越髂嵴分布至臀区上部。该神经在髂嵴上方浅出处比较集中，此部位在竖脊肌外侧缘内、外侧2cm范围内。当腰部急剧扭转时，上述部位神经易被拉伤，是导致腰腿痛的常见原因之一。

（3）骶尾区：来自骶、尾神经后支的分支，自髂后上棘至尾骨尖连线上的不同高度穿臀大肌起始部浅出，分布至骶尾区皮肤。

其中第1~3骶神经后支的分支组成臀中皮神经。

4. 浅血管 项区的浅动脉主要来自枕动脉、颈浅动脉和肩胛背动脉等的分支。胸背区来自肋间后动脉、肩胛背动脉和胸背动脉等的分支。腰区来自腰动脉分支。骶尾部来自臀上、下动脉等的分支。各动脉均有伴行静脉。

（二）软组织的摸法

有无粘连，有无以往治疗引起的不良反应。触诊的四种软组织感觉。

1.能触诊到的软组织的三个特征。

（1）水质：健康的组织含水丰富，不应有肿胀和沼泽感。

（2）纤维质：健康的组织触及有弹性，部分原因是其含有纤维。如果纤维太少则组织萎缩，如果纤维太多提示粘连或瘢痕。

（3）温度：发热提示炎症。

2.基于以上三个特征，可用四种软组织感觉来鉴别病情是急性或慢性。

（1）正常：软组织感觉有弹性，质地均匀，放松，有流动性但又不是水分过多。

（2）慢性：软组织触感为纤维性、软骨感、干（水分减少）、黏滞、硬、紧。

（3）急性：软组织触感水分过多（水肿）、温热或发烫。

（4）萎缩：因为软组织缺乏张力（纤维含量减少），触感为浆糊状，虚弱无力。

3.触诊评价损伤的严重程度。

（1）急性期：软组织还没有紧张时即感到疼痛。

（2）亚急性期：软组织开始紧张时感到疼痛。

（3）慢性期：软组织过度紧张时感到疼痛。

第三章　正脊复位

第一节　正脊复位的理论基础

清代吴谦等所著《医宗金鉴·正骨心法要旨》一书，系统地总结了清以前的骨伤科经验，集历代伤科之大成。对人体各部位的骨度、正骨手法、固定器具、内外治疗用药做了极为详细的记述。全书图文并茂，深入浅出，强调手法、固定、用药的有机统一，与现代骨伤科的四大治疗原则法理相同。其理论核心和学术特点对现代中医骨伤科的发展有着非凡的指导意义。

《医宗金鉴·正骨心法要旨》中指出："夫手法者，谓以两手安置所伤之筋骨，使仍复于旧也。但伤有重轻，而手法各有所宜。其痊可之迟速，及遗留生理残障与否，皆关乎手法之所施得宜，或失其宜，或未尽其法也。盖一身之骨体，既非一致，而十二经筋之罗列序属，又各不同，故必素知其体相，识其部位，一旦临证，机触于外，巧生于内，手随心转，法从手出。或拽之离而复合，或推之就而复位，或正其斜，或完其阙，则骨之截断、碎断、斜断，筋之弛、纵、卷、挛、翻、转、离、合，虽在肉里，以手扪之，自悉其情，法之所施，使患者不知其苦，方称为手法也。况所伤之处，多有关于性命者，如七窍上通脑髓，膈近心君，四末受伤，痛苦入心者，即或其人元气素壮，败血易于流散，可以克期而愈，手法亦不可乱施；若元气素弱，一旦被伤，势已难支，设手法再误，则万难挽回矣。此所以尤当审慎者也。盖正骨者，须心明手巧，既知其病情，复善用夫手法，然后治自多效。诚以手本血肉之体，其宛转运用之妙，可以一己之卷舒，高下疾徐，轻重开合，能达病者之血气凝滞，皮肉肿痛，筋骨挛折，与情志之苦欲也。较之以器具从事于拘制者，相去甚远矣，是则手法者，诚正骨之首务哉。"

"摸者，用手细细摸其所伤之处，或骨断、骨碎、骨歪、骨整、骨软、骨硬、筋强、筋柔、筋歪、筋正、筋断、筋走、筋粗、筋翻、筋寒、筋热，以及表里虚实，并所患之新旧也。先摸其或为跌仆，或为错闪，或为打撞，然后根据法治之。

"接者，谓使已断之骨，合拢一处，复归于旧也。凡骨之跌伤错落，或断而两分，或折而陷下，或碎而散乱，或歧而旁突，相其情势，徐徐接之，使断者复续，陷者复起，碎者复完，突者复平。或用手法，或用器具，或手法、器具分先后而兼用之，是在医者之通达也。

"端者，两手或一手擒定应端之处，酌其重轻，或从下往上端，或从外向内托，或直端、斜端也。盖骨离其位，必以手法端之，则不待旷日迟久，而骨缝即合，仍须不偏不倚，庶愈后无长短不齐之患。

"提者，谓陷下之骨，提出如旧也。其法非一，有用两手提者，有用绳帛系高处提者，有提后用器具辅之不致仍陷者，必量所伤之轻重浅深，然后施治。倘重者轻提，则病莫能愈；轻者重提，则旧患虽去，而又增新患矣。

"按者，谓以手往下抑之也。摩者，谓徐徐揉摩之也。此法盖为皮肤筋肉受伤，但肿硬麻木，而骨未断折者设也。或因跌仆闪失，以致骨缝开错，气血郁滞，为肿为痛，宜用按摩法，按其经络，以通郁闭之气，摩其壅聚，以散瘀结之肿，其患可愈。

"推者，谓以手推之，使还旧处也。拿者，或两手一手捏定患处，酌其宜轻宜重，缓缓焉以复其位也。若肿痛已除，伤痕已愈，其中或有筋急而转摇不甚便利，或有筋纵而运动不甚自如，又或有骨节间微有错落不合缝者，是伤虽平，而气血之流行未畅，不宜接、整、端、提等法，惟宜推拿，以通经络气血也。盖人身之经穴，有大经细络之分，一推一拿，视其虚实酌而用之，则有宣通补泻之法，所以患者无不愈也。

"以上诸条，乃八法之大略如此。至于临证之权衡，一时之巧妙，神而明之，存乎其人矣。"

正脊复位，不但要有技巧而且要有功力。练功之法又分两部分，第一是摸骨的功法，第二是正脊复位的功法，两部分同样重要。练习手法（摸骨功法），有好些方法，简单易学的有几种。

1. 买一副骨骼模型，蒙上眼睛，逐渐熟悉每一部分，然后在人体（自己或别人身体均可）摸你熟知的部位，相互印证，很快就会有手感了。

2. 用细丝线反复在指尖揉搓，练习细微的指感，并粗细交替，能辨别出粗细程度，指感便出来了。

3. 最好的方法就是以师带徒，你摸一下，师父摸一下，你错在哪里，师父马上纠正。触诊，第一感觉最重要，上手就摸，第一次的感觉是最准确的，反复摸就乱了，要师父来重新纠正引导。要记住第一感觉，这里面主要就是心要静，正脊一定要明白手感"平顺为正"是正脊里面的一个境界，无论整复前，整复后，"平顺为正"是一个标准。

第二节 正脊复位法

正脊复位法名称与推拿名称有些是一致的，但其作用、方法、手法角度、整复后效果非同名推拿手法可比。正脊手法根据施技时患者体位与移动与否，分为静中复位和动中复位。施以手法时，先摸出受损部位，手法瞬间见效，复位无效者，均由摸骨不准确所致。

一、静中复位法

复位时，患者取俯卧或静坐体位，运用手法时，患者躯体不动，施术者只动其局部，故称静中复位。

1. 捏法　用拇指和示、中两指相对，挟提皮肤，双手交替捻动，向前推进。正脊复位时，拇指、示指只在患侧捻动。

2. 指按法　用拇指指面或指端按压体表的一种手法。正脊复位时，须按受损部位，向内、向前45°。

3. 掌按法　用掌根或全掌着力按压体表的一种方法。正脊复位同"指按法"。

4. 推法　用指、掌、拳面等部位紧贴治疗部位，运用适当的压力，进行单方向的直线移动的手法。正脊复位同"指按法"。

5. 摩法　用手掌或指腹轻放于体表治疗部位，做环形的、有节律的摩动手法。正脊法摸出错位后涂药，摩法应顺复位方向，切不可倒摩，否则易引起错位。

二、动中复位法

患者有规律、有运动轨迹地反复运动，然后施以手法帮助其复位，称为动中复位。患者由施术者施力反复运动，称为被动复位；嘱咐患者自己反复运动，由施术者施以手法复位，称为主动复位。

（一）被动复位法

1. 斜扳法　适用于长短脚盆骨偏移者。如图3-1。

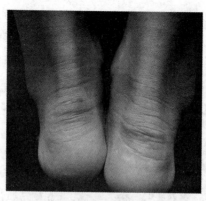

图3-1　盆骨偏移引起的长短脚

盆骨定位，判断髂前上棘高低，先作用于高位侧髂后上脊，然后看盆骨定位，切不可将力传导至腰、胸，对患者行斜扳法容易使腰椎错位加大甚至关节绞锁。

2. 俯卧按腰扳腿法　先摸清骶骨偏移方向。

3. 俯卧按腰扳肩法　先摸清骶骨偏移方向。

4. 成角定位旋转法　以往书籍记载成角复位法，此处与以往成角复位法有区别，按以往成角复位法不可复者，用正脊复位法。

5. 旋转、摇扳法　先左右摇摆患者，放松后再旋转。

棘突偏歪一般是在脊椎正位片上显示，若棘突偏歪超过1mm则表示该椎体有旋转畸形。这样旋转手法的治疗就有客观依据。

颈椎定点旋转手法的作用点较端提手法更为准确，作用范围小。端提手法主要作用于上颈段，而定点旋转手法主要作用在中下颈段，旋转手法的作用部位主要是在旋转侧，而"喀喀"声响与临床疗效之间有一定的关联。在施行脊柱旋转整复手法过程中，在前屈状态下施行旋转并尽可能采用摸骨整复手法，能达到较好的效果。

6. 顿闪法　适用于颈椎的复位，先摸骨后施力，甚效。因须手把手教习，故不做详述。

以上手法如角度、技法不熟，掌握不准时会造成关节绞锁，摸骨准确则绞锁不会发生。

（二）主动复位法

1. 颈　嘱患者颈部右转、左转，轻轻揉捏，在不知不觉中即可复位。

2. 腰　嘱患者燕子抄水，双手抵错位处，听到弹响即可复位。

三、正脊术常用手法

（一）腰椎部复位手法

1. 扳按法

（1）侧卧定位斜扳法：适用于左右旋转式腰椎后关节错位者。患者取侧卧位，使位于上面的下肢髋、膝关节屈曲，位于下面的下肢伸直，医者面向患者前侧，用一手扶持肩前部，用另一上肢的肘关节内侧抵住臀部（这比用手掌按在臀部有2个明显的优点，一可留出这只手掌来固定患椎，可协调定位，提高定位斜扳法的准确性；二可以省力，因肘关节要比手掌更有力。还因肩部与腰椎之间的距离远比臀部与腰椎之间的距离大，根据力学的杠杆原理可知，一般情况下臀部这个力点要比肩部这个力点用力大）。把腰部被动旋转至最大限度后，两手同时用力，做相反方向扳动。以上是常规的斜扳操作方法。上法可改进为：首先获得准确定位，即要找准两个旋转力的交点。如果要调整L_5，扳动的力量应在臀部，肩部只起固定端作用；如调整L_4，扳动的力量应在两端，即肩部与臀部同时用相等的力；如调整L_3，扳动的力量应在肩部，而臀部只起固定作用；如调整L_2，除了扳动的力量应在肩部外，还应将另一只手固定在患椎的下一个椎体处。L_1以上至T_{12}的调整方法同L_2的操作方法。

（2）俯卧按腰扳腿法：适用于旋转并反张（后凸）的腰后关节错位、腰椎间盘突出症。以L_4棘突偏左后凸为例：患者俯卧，双下肢伸直，术者立其左侧，左手掌按于L_4后凸的棘突左旁，右手将患者右膝及大腿托起后伸，并渐扳向左后方，术者两手同时徐徐用力，并抬起放下往返2~4次，待其适应，腰部放松后，将其右下肢扳至左后方最大角度，此时左掌加大按压力，右前臂加"闪动力"，将其右下肢有限制地扳动一下，如此便可完成复位动作。其余类型错位可参照此法类推。仰头牵拉侧扳法，患者侧卧，医者立于患者前面，一肘固定患者臀部，另一手掌按压患者肩关节处，令其头部最大角度后仰，医者按肩之手掌随头后仰慢慢前推，当两力传导至患椎时，医者双手瞬间发力，听到"喀嚓"关节弹响声，完成矫正。

2. 推正法

（1）后伸按压推正法：多用于腰椎下段和骶椎部的错动。以棘突偏右为例，患者可俯卧于高枕上，下肢自然伸直、并拢。术者站其右侧，以右掌根或拇指或肘部按压在棘突偏右侧旁边，左肘屈曲，前臂自右大腿下伸进，并以左手掌指扳住左腿外侧，接着左掌臂用力托起双腿，至所用托力传达到右掌下时再放下。如此徐徐托起、放下两下肢3~5次，待其腰部能够松弛和适应后，再将下肢托起至上方或右斜上方。当力量传达至右掌下棘突处，至力量相对抗明显时，右掌根或拇指或肘尖用力向左侧方推动棘突，同时扳、抬下肢，再用力做一有限度的、增大幅度的托起动作。此时多可将错动部位整复。此手法的操作亦可变换为仅用左臂托起右腿，右手掌根抵住棘突偏右侧旁。或是术者左手扳、拉起左大腿或小腿至右斜上方，右手掌根仍抵棘突右侧旁。或者在前几种手法操作要求不变的情况下，术者变换体位，站患者左侧方进行整复。本整复法对术者的体力和技巧要求都比较高，初学时一定要在有经验的术者指导下进行反复练习，体会手下感应能力。

（2）牵引肘推正法：多用于腰椎棘突偏歪较难整复者。如腰椎间盘突出症较甚者，患者可俯卧于高枕上，枕头宜垫于下腹处，双手抓紧床头，或一助手两手分别固定住患者两腋下。医生站立于棘突偏歪侧的方向，以右肘尖或掌跟抵住棘突偏歪侧的旁边，另一助手站床尾，双手分别持握患者两踝或踝上，并向后牵引。接着，医生嘱患者咳嗽，与此同时，两助手同时加大用力，以牵引腰椎，医者用肘尖快速用力，向对侧推动棘突，此方法可反复操作1~3次。应当注意：医生一定要指挥好患者和助手，使他们能与自己密切配合。

3. 旋转法

（1）成角定点旋转法：患者坐在治疗床的一端，两下肢自然垂直，放在治疗床的两侧，如骑马状，这种坐姿与坐在椅子上操作相比有两个优点：一是患者便于被固定，只要助手用双手按住对侧大腿即可；二是改医者坐位操作为立位操作，便于施术用力，经临床比较，成功率明显高于坐在椅子上进行操作。术者用一手拇指按住需扳动的棘突（向左旋转用左手），另一手自患者腋下穿过，握住对侧肩后部，然后使患者前屈。不同的腰椎，调整时前屈的度数不一样，如此是为寻找力的交点。以下为不同椎体的前屈度数，供参考：L_5前屈80°左右，L_4前屈70°左右，L_3前屈60°左右，L_2前屈50°左右，L_1前屈40°左右，T_{12}前屈30°左右。操作时，使患者腰部先前屈后向患侧旋转，当施术者发现自己拇指顶推的棘突有松动感时，该拇指应立即施力推顶，其扳动患肩的手应同时增加旋转的力量，此时可听到弹响声。不仅如此，施术者还会发现自己手指下的患椎棘突同时有滑动感。这些都表示手法成功。

（2）定点侧旋法：患者面向座椅靠背而坐，术者坐其后（以棘突右偏为例）。术者左手拇指扣住右偏的棘突，右手通过患者右腋下扶住患者左侧肩峰处，助手双手固定患者大腿，嘱患者配合医生，使身体向右侧屈，随后使患者脊柱向后内侧旋转，左手拇指同时推拨右偏的棘突，往往能听到复位的弹响声。

（3）旋转摇扳法：适用于左右旋转式腰椎后关节错位者。至于胸腰椎的其他错位类型仅作为辅助手法。以L_3棘突偏左、L_4棘突偏右为例，患者坐于方凳上，助手立于患者左前方，用双膝、双手扶持患者左大腿，术者坐于患者背后，嘱患者双手互抱，术者右手从患者右肩侧伸出，抓住患者左肩臂部，左手扶于患者左侧腰骶关节右侧，拇指按住第5腰椎棘突左旁，嘱患者腰背放松，将患者徐徐拉动，使其向前弯腰并向右转。先左右摇动2~3下，使患者适应后，将其转至右侧达最大角度，再加一闪动力转动，左拇指在"定点"处加阻力。按如上方式做左转方向复位。助手固定患者右腿，术者右拇指"定点"于患者L_4棘突右侧，其余操作同上述程序，如此可使L_3、L_4后关节复位。此法如无助手，可令患者骑坐于床上或低靠背座椅上，从而将其下肢固定。

（4）旋转顶推法：适用于腰椎间盘突出症、腰椎棘突偏歪等。以棘突向右偏歪为例，患者端坐于方凳上（无靠背），两脚分开与肩等宽。助手面对患者站立，两腿夹住患者左大腿，双手压住左大腿根部，维持患者正坐姿势。术者正坐于患者之后，首先用双拇指触诊法查清偏歪的棘突，右手自患者右腋下伸向前，掌部压于颈后，拇指向下，其余四指扶持左颈部（患者稍低头），同时嘱患者双脚踏地，臀部正坐不准移动。左手拇指扣住偏向右侧之棘突，然后术者右手拉患者颈部使其身体前屈90°（或略小），接着向右侧弯（尽量大于45°）。在最大侧弯位时，术者右上肢使患者躯干向后内侧旋转，同时左手拇指向左上顶棘突，操作成功时，术者可觉察指下椎体有轻微错动，并伴随"弹响声"。之后，术者双手拇指从上至下将棘上韧带理顺，同时松动腰肌。最后，一手拇指从上至下顺次压一遍棘突，以便检查偏歪棘突是否已拨正以及上下棘间隙是否已等宽。

4. 冲压法

（1）双手重叠直接冲压法：适用于腰椎后凸及侧弯者。手法操作与胸椎冲压法相同，亦可用两个枕头把冲击处悬空，使腰部所需冲压力加大些，术者双肘垂直，利用上身重量垂直按压。当患者腰肌放松时，加上冲压闪动力，重复2~4次。

（2）双手间接分压法：适用于腰椎前滑脱式倾斜移位者。患者取俯卧位，在腰椎棘突凹陷处的腹部垫一个10~20cm高的稍硬枕头。术者两手交叉，掌根分置于凹陷棘突之上方和下方稍隆起的棘突上，两手同时向下按压。由于交叉后其力量方向相反，加上枕头的上顶作用，可间接地迫使前凹的椎间关节向上还纳复位，故称间接分压法。

（3）牵抖冲压法：适用于前后滑脱式错位、倾斜移位式错位及腰椎间盘突出症。患者俯卧于治疗床上，双手扶抓于床沿上。第二助手立于床头，双手抓扶患者双腋下，将患者稳定于床上。第一助手弓箭步立于患者足部床边，双手紧握患者踝部（患者双下肢并拢比较，若左下肢长，先握左踝部；若右下肢长，先握右踝部）。术者右手掌根按于其后凸的棘突下方作"定点"。嘱患者腰肌放松，术者口令"一、二、三"，当发出"一、二"时，第一助手将患者下肢牵拉并上、下抖动1~2次；口令"三"发出的瞬间，三人同时发出爆发力，术者双手向前下方冲压，第一助手向下用力牵引抖动，第二助手用力拉住患者。先做健侧（略长的一侧下肢），后做患侧（略短的一侧下肢）。健侧牵抖力稍轻，操作1~2次，患侧牵抖力加强，重复2~4次。手法完成后，再将患者双下肢并拢比较，观测其长短之差是否改善或已正常。根据腰椎变形情况，此法亦可仰卧进行（腰椎前滑脱者）。双下肢可同时牵抖（腰椎间盘突出症中央型者）。

（二）其他常见手法

1. 寰枢关节扳法

【操作方法】

患者坐于低凳上，头稍后仰，术者站于患者侧方，一手拇指顶按住患者第2颈椎的棘突，另一手肘部托起患者的下颌部，手掌绕过对侧耳后，夹住其枕骨部，然后逐渐用力将颈椎向上拔伸。在拔伸的基础上，使颈椎旋转至有阻力的位置，随即做一个有控制的、稍增大幅度的快速扳动，顶按棘突的拇指同时协调用力下按。此时常可听到"喀哒"声，并且术者拇指下有棘突的跳动感，表示手法成功。

【操作要领】

（1）先拔伸颈椎，在拔伸的基础上再旋转。

（2）向齿状突偏向侧旋转，拇指将第2颈椎棘突向对侧顶按。

（3）要根据患者体质的强弱控制旋转的力度，切忌过大。

此法主要用于治疗寰枢关节半脱位。

2. 颈椎斜扳法

【操作方法】

患者取坐位，头略前俯，颈部放松，术者站于其侧后方，用一手扶住其后脑部，另一手托起下颌部，两手协同动作，使头向健侧侧偏，向患侧慢慢旋转（即左侧病变向左侧旋转；右侧病变向右侧旋转）。当旋转至有阻力时，稍停顿片刻，随即用力再做一个有控制的、稍增大幅度（约5°~10°）的快速扳动，此时也常可听到"咔嗒"的声响，达到目的，随即松手。

【操作要领】

（1）根据颈椎病变部位，在不同的前屈角度下扳动。

（2）当颈椎旋转至有阻力时，旋转扳动的范围一般在5°~10°，不能超过，否则容易造成损伤。

本法整复颈椎各关节错缝、间隙变窄、排列紊乱、颈椎周围软组织痉挛。临床常用于治疗颈椎失稳症，颈椎小关节紊乱，滑膜嵌顿，颈椎退行性变，颈椎间盘突出症，落枕，项肌疲劳、痉挛等病症。

3. 颈椎侧屈扳法

【操作方法】

患者取坐位，术者站于其身后，用一手拇指抵住颈椎凸侧的横突处，另一手手掌抵住其头对侧颞部，两手协同用力，使颈椎缓缓向颈椎凸侧侧弯，弯至有阻力时，再做一个稍增大幅度的、有控制的快速扳动。

【操作要领】

（1）在快速扳动的瞬间，双手要同时相对用力。

（2）术者可用拇指面抵按患者颈椎横突，也可拇指外展，用虎口卡按。

（3）严格掌握侧屈扳动的幅度。

本法有纠正畸形、整复关节错缝等功效，主要用于治疗各种原因所致的颈椎侧弯，如颈椎病、肌性斜颈、落枕、小关节紊乱症等。

4. 颈椎定位旋转扳法

【操作方法】

患者取坐位，低头10°~15°，术者站在其侧后方，一上肢肘关节屈曲用肘窝将其颌部托住，并用上臂与前臂和手将其头部环抱固定，另一手用拇指面顶住患者颈椎棘突偏患侧的后外侧缘，然后用固定头部的上肢将患者头部向左右方向轻轻旋转，待其放松后，再将其头部向颈椎棘突偏歪侧拖转至有阻力时，略微停顿，再做一个瞬间快速的小幅度旋转牵拉动作。同时，另一手拇指向相反方向用力推按棘突，使其复位。

【操作要领】

（1）术者抵按患者棘突之拇指面一定要着实，部位须抵在偏歪侧的后外侧。

（2）操作时使头颈部向棘突偏歪侧旋转，拇指面向相反方向推偏歪棘突。

（3）双手要协调配合。

本法是一种可定向、定位矫治单个颈椎椎体扭转的整复手法，主要用于治疗由于颈椎病、颈椎失稳症、颈椎小关节紊乱及半脱位等导致单个颈椎椎体发生扭转之症。

5. 仰卧位颈椎旋转扳法

【操作方法】

患者取仰卧位，去枕，术者坐于其头侧，一手托住其下颌部，另一手托其枕部，双手将患者头部托起，轻轻左右旋转使其放松，然后向患侧方向旋转到有阻力时，略停顿后，在瞬间旋转5°~10°，后将其回旋到起始位。

【操作要领】

操作时术者将患者头脱离床面约10°~15°，勿离床面过高。本法患者全身容易放松，适用于年老体弱，椎动脉型颈椎病眩晕不宜坐位者。

6. 颈椎微调扳法

【操作方法】

（1）坐位颈椎侧屈微调扳法：患者取坐位，颈部放松，术者站于其后方，以一手拇指顶按颈椎错位偏凸的棘突，另一手掌根顶住颈根部，将下颈椎向患侧侧屈至限制位，然后两手同时向相反方向做一快速的推动，拇指顶按颈椎棘突使错位整复。

（2）侧卧位颈椎侧屈微调扳法：患者取侧卧位，垫一平枕，术者站于床头，一手按住患者颈部并以拇指抵住偏凸之颈椎棘突，另一手托住其下颌并用前臂托住面颊部，先将患者头颈向上侧屈至30°，然后两手协调，使用一突发而有控制的力量，一手扩大侧屈幅度3°~5°，另一手拇指向下顶推偏凸之棘突，即可整复。

（3）俯卧位颈椎横突按压微调扳法：患者取俯卧位，若其颈部肌肉痉挛不明显，则在其胸部及颈前垫一软枕，使颈部处于前屈中立位，术者站于其头部，先以一手置于颈椎错位偏凸侧，拇指按住错位颈椎后凸的横突后结节，另一手置于其下位椎体对侧的横突后结节，先以较和缓的节奏和力量，将横突向下施加压力震动，当患者肌肉放松时，适时以短促、轻巧、有控制的力将横突向上推冲，使之松动或整复。此法适用于中下颈椎段的错位整复。

（4）俯卧位颈椎旋转微调扳法：患者取俯卧位，旋转颈部，使患者头旋向患侧，使上颈段处于弹性限制位。术者两拇指并拢或重叠，按压于错位椎骨棘突侧，先以较和缓的力量和节奏，将棘突向内下方施加震动，当患者肌肉放松时，以短促、轻巧、有控制的力量按压棘突，使其整复。本法操作时拇指的着力点也可在对侧后凸的棘突。本法适用于上颈椎段颈椎错位的整复。

【操作要领】

（1）错位椎体的定位要准确，拇指着力点要与之相一致。

（2）两手用力要协调，短促，轻巧，快速完成。

本法用于整复颈椎错缝。临床适用于颈椎病、椎体不稳、颈椎小关节紊乱等引起的颈椎椎体微小错位。其中，定位颈椎侧屈微调扳法适用于整复下颈椎段的错位；俯卧位颈椎横突按压微调扳法适用于中下段颈椎的错位整复；俯卧位颈椎旋转微调扳法适用于上段颈椎的整复。

7. 扩胸扳法

【操作方法】

患者取坐位，双手十指交叉扣住，置于颈项部，术者站于其身后，用一侧膝部顶住患者第5~7胸椎棘突处，两手托握住其两肘部，使患者身体缓缓地做前俯后仰被动动作，待其放松后，再做后伸运动到有阻力时，术者双手同时向后发力，快速小幅度地将其两肘向后扳动。

【操作要领】

（1）扳动时，要让患者呼吸自然，切忌闭气。

（2）膝部仅起顶按作用，不能在扳动时发力向前顶推。

（3）膝部顶按的位置要准确。

（4）扳动时用力不可过大，否则容易造成岔气，或损伤肩肱关节。本法具有整复肋椎关节错缝的功能，临床常用于治疗岔气、胸痛、胸闷、肋椎关节微小错缝等症。

8. 胸椎对抗复位法

【操作方法】

患者取坐位，双手十指交叉置于后颈部，术者站于其后，用一侧膝部顶住上胸段患部，两手分别从患者两腋下前伸，抱住患者两侧肩部前方，然后嘱患者做小幅度前屈后仰活动，待身体放松，后伸有阻力时，术者两手向后，向上牵拉扳动。

【操作要领】

同扩胸扳法。

此法适用于上胸段肋椎小关节紊乱，微小错缝之病症。

9. 俯卧位抬肩扳法

【操作方法】患者取俯卧位，上身放松，术者站于患者胸椎棘突偏斜方，以一手掌跟抵住偏歪之棘突，另一手由后向前从腋下穿入托扶住其肩前部并向上抬起至有阻力位置，然后两手协调用力，做相反方向运动，做一个有控制的、稍增大幅度的突发性扳动，使之复位。

【操作要领】

（1）患者放松，保持自然呼吸。

（2）旋转到有阻力时，增大扳动的幅度，要控制在5°左右。此法具有整复肋椎关节错位之功能，适用于第8胸椎以上节段的肋椎关节微小错位的整复。

10. 上胸椎后伸扳法

【操作方法】

患者取坐位，两上肢上举180°，两手掌交叉重叠，术者站在其侧后方，一手拇指面顶在上胸段正位胸椎的棘突上，一手在前用前臂抱按住患者两上臂下端近肘关节处。然后让患者挺胸至有阻力时，术者抱按患者上肢之手向后扳动其双上肢。同时，另一手顶按棘突之拇指向前快速推按患者棘突，使后凸的胸椎向前复位。

【操作要领】

（1）抵按胸椎的拇指定位要准确。

（2）在快速扳动时，拇指要用较大的力量向前抵按住着力部位，固定患者上身不向后倾，以保证扳动的力点在患部。

本法对胸椎后凸畸形有整复作用。常用于治疗青少年驼背，青少年姿势不良性胸椎后凸等病症。

11. 下胸椎后伸扳法

【操作方法】

患者取俯卧位，术者站于其一侧，一手手掌抵按在下段胸椎棘突处，一手手掌及前臂托住患者胸正中部，将其胸部向上托起至有阻力时，两手协同将其上身在向上托举扳动和向下按压胸椎棘突处，同时瞬间快速发力，使其后伸幅度扩大5°~10°。

【操作要领】

（1）本法适用于下段胸椎，故按压胸椎棘突的位置要准确。

（2）按压棘突部的手掌要用力固定其位置，以免将整个上身向后托起。

本法主要用于下段胸椎及胸腰椎结合部脊柱后凸畸形的整复，临床常用于治疗青少年姿势不良性脊柱畸形等病症。

12. 下段胸椎旋转定位扳法

【操作方法】

以棘突偏向左侧为例。患者取坐位，骑跨于治疗床上，使骨盆固定，两手十指交叉置于后颈部。术者站于其后侧方，左手拇指顶按住偏歪之棘突，右手从患者右侧腋下穿过，通过下颌，抱按住对侧肩部，然后嘱患者主动低头前屈弯腰，当前屈至术者左手拇指感到棘突活动时或该部位紧张时，稳住该体位，然后左手扳动患者肩部，最大限度使其旋转至有阻力时，略停顿，再两手同时用力，右手瞬间加大旋转角度5°~10°，左手拇指将偏歪之棘突向对侧顶按。此时常可听到"咔嗒"的响声，并且拇指下有棘突的跳动感。

【操作要领】

当前屈至力点时再旋转椎体，此时不能再前屈，否则易改变应力点，不能扳动患椎。

本法可定位整复下段胸椎错位、侧弯。临床常用于治疗下段胸椎小关节紊乱症、失稳症以及胸腰椎联合侧弯等病症。

13. 坐位腰椎旋转扳法

【操作方法】

患者取端坐位，两腿分开，术者站在其一侧，用一腿跨站在其两腿中间，一手抵握住患者近术者一侧肩后部，另一手从患者另一侧腋下伸入，抓握住其肩前部，两手同时向相反方向用力使腰椎旋转至有阻力时，再做一个稍增大幅度的、有控制的突发性旋转扳动。

【操作要领】

术者用一腿或两腿固定患者下肢，以防止在旋转扳动时骨盆随之移动，影响旋转应力准确传递。

本法对腰椎的整体序列及各椎间关节有整复作用，对腰部的软组织亦有牵拉与舒展的功效，临床主要用于治疗腰椎间盘突出症、腰椎小关节紊乱、腰肌扭伤等病症。

14. 腰椎斜扳法

【操作方法】

患者取侧卧位，位于下面的下肢自然伸直，上面的下肢屈髋屈膝，将内踝置于下腿膝内侧上方，并将上面的手放在身后，下面的手自然地放在身体前侧，术者面对患者站立，用一手肘部抵按住患者上侧肩前部，另一肘部抵按住臀外上部，然后两手协同用力，一手将肩部向后下部推动，一手将臀部向前下按压，使其腰椎旋转扳动，当旋转到有阻力时，再做一个稍增大幅度的、有控制的突发性扳动，使旋转幅度再扩大5°~10°。

【操作要领】

（1）腰椎右旋扳动时，取右侧在上侧卧位，左旋转扳动时，则取左侧在上侧卧位。

（2）起始扳动时，两肘要将患者前后反复缓缓摇动，待其放松后，再旋转至有阻力位置扳动。

（3）一般利用上段或下段旋转的角度调整其应力点，即扳L_4~S_1时，将患者肩部向后下推的幅度大一些，臀部则向前下按下的幅度小一些，使其腰椎旋转的应力点在L_4~S_1位置，扳L_2~L_4时则反之。

本法对腰椎的治疗功能和治疗范围基本与坐位腰椎旋转扳法相同，但定位较准确，加之取侧卧位，患者的全身容易放松，故在临床常用。

15. 仰卧位腰椎斜扳法

仰卧位腰椎斜扳法又称仰卧位腰椎旋转扳法。

【操作方法】

以右侧旋转扳动为例，患者仰卧，右侧上肢自然放松外展，同侧下肢屈髋90°，自然屈膝，左侧下肢伸直。术者站于其左方，用右手掌扳压其右侧肩部，将患者右肩紧压固定在床面，左手握住其右侧膝上部，将右腿向下侧牵拉，使其盆骨随之向左侧旋转到有阻力时，再将其右腿向左下方做一快速小幅度的推冲动作，使其腰椎旋转幅度再扩大5°~10°，左侧旋转扳动时则动作与此相反。

【操作要领】

（1）压肩之手要用力将其肩部固定在床面，不能让其离开，否则影响旋转扳动的力度及应力点。

（2）扳动时上侧下肢须屈髋90°，自然放松。

本法在左右旋转扳动时患者不用翻身变换体位，比较方便。除同腰椎斜扳法具有相同的功效和主治外，对骶髂关节扭伤及其错缝也有良好的治疗作用。

16.腰椎定位旋转扳法

【操作方法】

以向右侧旋转为例，患者坐于无靠背的方凳上，助手用双膝夹住其左膝两侧，并用双手按压住其大腿根部，将患者固定在座位上，术者站或坐在其右侧后方，用左手拇指抵按住患椎棘突的右后侧（图3-2），右手从其右侧腋下穿过，通过颔下，抱按住对侧肩后部，先让患者向前弯腰，弯至应力点到达左手拇指所按棘突时停止，右手将其左肩扳动，使腰椎旋转至有阻力时，再顺势发力做一小幅度的快速右旋扳动，同时左手拇指发力将患椎棘突向左侧顶推。此时常可听到"咯嗒"的响声，并且拇指下有棘突的跳动感。复位后右手立即将其上身扶正至端坐位。

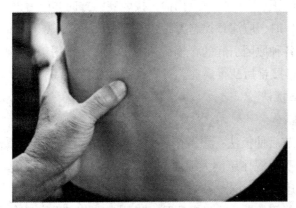

图3-2　腰椎定位旋转扳法（定位发力点）

【操作要领】

（1）助手要将患者一侧下肢压紧，牢牢固定其骨盆，不能让其发生转动。

（2）必要时也可令另一助手在侧前方抱按住患者两肩部帮助术者旋转扳动。

（3）快速旋转扳动时，双手要同时反向发力，特别是按棘突之拇指，着力点要稳、准，不能滑脱。

本法可定位整复腰椎棘突偏歪，并可矫正各种原因引起的腰椎侧弯。临床常用于治疗腰椎间盘突出症、腰椎小关节紊乱、滑膜嵌顿、腰椎失稳、腰部软组织扭伤等病症。

17.腰椎后伸扳法

【操作方法】

（1）单腿式腰椎后伸扳法：患者俯卧，术者站于其一侧，用一手掌按压在患椎棘突上，另一手提握住其对侧大腿下端前方，将其慢慢抬起后伸至有阻力时，再用力向上做一个快速的提拉动作，按腰之手同时向下发力快速按压棘突。

（2）双腿式腰椎后伸扳法：患者俯卧，术者站于其一侧，用一手掌根按抵在患者受术腰椎棘突，一手前臂与手掌托住其两大腿前侧近膝关节处，缓慢将其两侧下肢向上托起至有阻力时，再用力向上快速地托抬其双腿，另一手同时用力向下快速按压腰椎棘突。

（3）跪式腰椎后伸扳法：患者俯卧，术者站于一侧凳子上或床边，用一侧膝部顶按住患者受术腰椎棘突，双手握其同侧（术者站立侧）下肢踝部（或抱住其大腿近膝关节处）向后牵拉至有阻力时，再向后做一有控制的快速提拉，同时顶按棘突的膝部用力下按。

【操作要领】

（1）下肢应向正后方向提拉或托抬，按棘突的方向亦应为正下方。

（2）跪式操作时，应注意控制力度，不可过大。

本法能矫治各种原因引起的腰椎后凸畸形。临床常用于治疗腰椎间盘突出症、青少年姿势不良性腰椎后凸等病症。对腰椎滑脱症、椎弓根崩解者禁用。

18. 骶髂关节扳法

【操作方法】

（1）骶髂关节后伸扳法：患者俯卧，术者站于一侧，一手掌根按压在患侧髂后上棘处，另一手提握住患侧大腿之前下端，将其下肢缓缓抬起至有阻力时，再发力将其向上快速提拉，同时另一手向下快速按压髂后上棘。

（2）骶髂关节侧位扳法：患者侧卧，患侧在上，双手抱于胸前，健侧略屈髋，患侧下肢屈膝屈髋，使骨盆与床面成垂直状。术者站于患者对面，一手按于患者肩部，另一手用掌根抵住患侧髂后上棘，将其脊柱旋转至最大限度时，两手同时用力，按肩之手稳住身体，同时按于髂后上棘之手做一个有控制的、突发性的、沿患肢股骨纵轴方向的推压扳动。

【操作要领】

按压髂后上棘的手要准确，以保证应力传递至骶髂关节。

本法主要用于整复骶髂关节后脱位。

19. 骶髂关节微调扳法

【操作方法】

（1）患者俯卧，术者站于其健则，一手掌根按于患侧髂后上棘，另一手掌交叉按于骶骨下端。嘱患者咳嗽，术者两手在其咳嗽时向下快速用力按压，重复数次后，在患者咳嗽时，按髂后上棘之手向患者腹、外、头侧方向，按骶骨下端之手向患者腹、头侧方向分别快速用力按压。

（2）患者取俯卧位，术者一手掌根按住患侧坐骨结节的内侧，另一手交叉抵于骶骨上端，方法同上，在患者咳嗽时，按于坐骨结节内侧的手向患者腹、外、头侧快速按压，另一手则向患者腹、头侧冲压，使骶髂关节向相反方向松动错移。

【操作要领】

（1）医患要配合默契，在咳出时，快速按压。

（2）按压的方向要准确。

本法可松动骶髂关节，治疗骶髂关节的微小错位，其方法（1）常适用于骶髂关节前屈性损伤的治疗，方法（2）常用于骶髂关节伸直性损伤的治疗。

20. 俯卧位骶髂关节复位法

【操作方法】

（1）单人复位法：患者俯卧位（以左侧为例），术者面对患者，以右足跟蹬在健侧坐骨结节上，双手握患侧踝关节，然后在足跟用力向前蹬的同时，双手用力向后牵住患肢。

（2）双人复位法：患者俯卧位（以左侧为例），双手向前拉住病床缘，术者站于一侧，双手掌重叠于病变骶髂部，另一助手面对患者，以双手紧握患侧踝关节，做好单腿纵向拔伸准备，然后助手向下用力牵拉患肢，同时术者向下按压骶髂部，一压一拉，瞬间完成复位动作。

（3）伸腿蹬足法：患者仰卧，双手向上拉住病床缘，术者站于患侧下肢外侧，双手握其患侧踝关节，使其患侧下肢极度屈膝屈髋，然后向下用力牵拉患肢使其伸直，同时嘱患者向下蹬直患肢，反复2~3次。

【操作要领】

患者应放松，医患配合要默契。

本法具有整复骶髂关节错位及牵拉、舒展局部软组织的功效。临床常用于骶髂关节扭伤，以及骶髂关节错位等病症。

21. 四肢关节扳法

【操作方法】

（1）肩关节扳法

①上举：患者取坐位，术者半蹲站于其前侧，将患肢手搭在医者肩后，肘部放在医者上臂部。医者两手抱住患者肩部，然后慢慢站起并同时将患肢抬起。

②内收：患者取坐位，将手置于胸前，术者紧靠其背后稳住其身体，用一手扶住患肩，另一手握住其肘部做内收扳动。

③后伸：患者取坐位，手自然下垂。术者站于患侧，用一手扶住其肩部，另

一手握住腕部向后扳动并做屈肘动作。屈肘时要使手掌紧贴脊柱上移。

④外展：患者仰卧，术者一手按住患者肩部，另一手握住其肘部向外牵拉扳动，同时做旋内及旋外动作。也可取上肢外展位，医者站于患者侧方，同上举扳法进行外展扳动。

（2）肘关节扳法：患者仰卧，术者一手握肘上部，另一手握住其腕部，做肘关节屈伸扳动。可重复进行。

（3）腕关节扳法：患者取坐位或仰卧位，术者用双手握住其手掌，两拇指按住腕背部，先将腕关节拔伸，在此基础上再做屈伸及左右侧屈扳动。

（4）踝关节扳法：患者取坐位或仰卧位，术者一手托住其足跟，另一手握住跖趾部，两手协调用力将踝关节屈伸及外翻扳动。

【操作要领】

（1）扳动时手法应缓缓加力，不可用力过大、速度过快。

（2）扳动幅度不能超过正常生理活动范围。

本法具有滑利关节，整复错缝、脱位，松解粘连，矫正畸形，舒筋通络，恢复肢体关节功能等功效。临床上常用于治疗四肢关节功能障碍及扭伤、关节错缝等病症。肩关节扳法常配合其他手法治疗肩关节粘连、活动受限等症。

22. 背法

【操作方法】

术者与患者背靠背站立，两足分开，与肩同宽。用两肘勾套住患者的肘弯部，再屈膝弯腰、挺臀。将患者反背起，使其双足离地悬空，做小幅度的上下抖动，以使其完全放松，然后做一突发的快速的伸膝屈髋挺臀抖动动作。此法可连续操作2~3次。

【操作要领】

（1）一般应用臀部抵住患者腰骶病变部，患者应身体放松，自然呼吸。

（2）背起患者后，再做有节律的伸膝屈髋挺臀动作，同时伸膝屈髋挺臀颤动动作要协调，运作幅度不可过大，频率不宜过快。

背法只适用于腰骶部，具有缓解腰肌痉挛、整复错缝、还纳突出物等功效。治疗腰椎关节紊乱、腰部闪错、腰椎间盘突出症等。

23. 拔伸法　拔伸法又称牵拉法。

【操作方法】

（1）颈椎拔伸法

1）患者取坐位，术者站于其后，用双手拇指顶住枕骨后方，余四肢分别托住下颌部，两前臂分别压住患者两肩，然后逐渐用力向上拔伸。

2）术者用一侧肘部托住患者下颌部，前臂绕过其对侧耳后用手掌扶住枕骨部，另一只手亦扶于其后枕部，然后逐渐用力将颈椎向上拔伸。

（2）肩关节拔伸法

1）患者取坐位，令助手固定患者身体，术者站于患侧，两手握其前臂与肘部拔伸。

2）患者取坐位，术者以一足抵住患侧腋下，两手握住患侧上肢腕部向下拔伸。

3）患者坐于低凳，患肢放松，术者站于其后侧，双手握住其患侧腕部慢慢向上牵拉拔伸。

（3）腰部拔伸法：患者取俯卧位，助手站于患者头顶部，两手固定患者两腋下，或让患者两手抓床头，术者站于患者下端，两手分别握两踝部，向下用力拔伸。

（4）髋关节拔伸法：患者取仰卧位，助手站于其头顶部，术者站于其患侧下端外侧，一手抓握住患侧膝部下端，一手从患侧下肢内下穿过，腋部夹住其踝部，手抓握住另一手前臂部，固定患者小腿及踝部，然后医者后仰用力牵拉拔伸。

（5）腕关节拔伸法：患者取坐位或仰卧位，术者双手握住患者掌指部，逐渐用力拔伸，同时患者上身略向后仰，形成对抗牵引。

（6）指间关节拔伸法：患者取坐位或仰卧位，术者一手握住患者腕部，另一手捏住患指端，两手同时向相反方向用力拔伸。

（7）踝关节拔伸法：患者取坐位或仰卧位，术者站于其下端，一手托住足跟部，一手握住足背部，同时用力拔伸。

【操作要领】

（1）拔伸牵拉的动作要稳而持续，不可用一次突发的猛力。

（2）顺势而行，因势利导，用力恰当，适可而止，切忌粗暴。

本法常用于四肢部和脊柱部，具有整复错缝、脱位，纠正畸形，解除粘连等功效。临床和其他手法配合治疗颈椎病、腰椎病、四肢关节功能障碍、软组织粘连、挛缩以及小关节错位、伤筋等症。本法也是治疗骨折和脱位的主要手法，临床常与旋转、屈曲等正骨手法配合使用。

24. 摇法

【操作方法】

（1）摇颈：患者取坐位，术者站于其侧方，一手托住下颌部，一手扶住头顶，双手以相反方向缓缓使头摇转。

（2）摇肩关节

1）小摇法：患者取坐位，术者站于其患侧，一手扶住肩部，一手扶住肘部（使患者手搭在医者的肘上部）环旋摇动。

2）大摇法：患者取坐位，术者站于其患侧，两腿分开与肩同宽，一手松握腕部，另一手相对，以掌背将其慢慢向上托起到160°左右时反掌握住腕部，原握腕之手向下滑移至患肩上部按住，此时两手协调用力，一手稳按住肩部，一手向后使肩关节由后向前做大幅度转动至起始位，另一手由肩部滑移至腕部。依此反复操作数遍。由后向前摇则两手动作相反。

（3）摇肘关节：患者取坐位，术者站于其患侧，一手固定其肘关节上端，一手握腕关节上端环转摇动。

（4）摇腕：患者取坐位，术者站于其患侧，一手握住其腕上，一手握住手掌环转摇动。

（5）摇腰：患者取坐位，术者站于其侧后方，一手按住其一侧腰部，另一手扶住对侧肩部，两手协调用力摇动。

（6）摇髋关节：患者仰卧，屈髋、屈膝各呈90°，术者站于其患肢外侧，一手按住膝部，一手托住足跟，做髋关节的环转摇动。

（7）摇踝关节：患者取坐位或仰卧位，术者站于其患肢下端，一手托住足跟部，一手握足前掌背部环转摇动。

【操作要领】

（1）幅度由小到大，动作缓和，用力稳妥。

（2）在生理活动范围内因势利导，切忌粗暴和蛮力。

本法具有滑利关节、松解粘连、增强关节活动功能等功效。适用于四肢关节及颈、腰部，和其他手法配合治疗关节强硬、酸痛、粘连、屈伸不利等症。其中摇颈又用于落枕、颈椎病、肩背痛等，摇腰又用于腰腿痛等症，而肩关节小摇法适用于肩关节疼痛较甚，活动功能障碍明显的患者，大摇法适用于肩关节疼痛较轻，活动功能障碍不明显的患者。摇法在使用时，要诊断明确，对年老体弱者慎用，对关节畸形或关节本身有病变者如结核、化脓性关节炎，以及先天性骨发育不良如颈椎齿状突发育不全等，一律禁用。

25. 揉法

【操作方法】

（1）患者取坐位或卧位，术者肘关节屈曲120°~140°，拇指自然伸直，余四指自然屈曲，使手背沿掌横弓排列呈弧面，以手掌尺侧着力，前臂带动腕关节屈曲外旋，着力点逐渐向手背近小指侧过度，然后，腕关节在前臂的带动下逐渐背伸，着力面复原，手掌尺侧着力，如此往返摆动，反复操作。

（2）患者取坐位或卧位，术者肘关节屈曲20°~40°，拇指自然伸直，手指半握空拳，前臂主动摆动，带动腕关节轻度地屈伸摆动，以小指、环指、中指第一指节背侧为着力面，在施术部位进行持续不断的反复操作。此法亦称拳滚法或立滚法。

【操作要领】

（1）肩、臂、腕放松，肘关节自然屈曲，近小指侧着力时120°~140°，拳滚时20°~40°，前臂主动摆动。

（2）手背近小指侧滚动幅度要控制在120°左右，即当腕关节屈曲向外滚动约80°，腕关节背伸时向内滚动约40°。

（3）腕关节屈曲向外滚动时着力较重，背伸向内回收滚动时力量较轻，即轻重交替。

【注意事项】

（1）动作要协调而有节奏，要有明显的滚动感，不可跳动或手背拖来拖去摩擦。

（2）向内、外滚动腕关节屈伸时，不可有冲力使腕关节过度屈曲或背伸，否则会出现弹跳感，长期则会引起腕关节慢性损伤。

（3）前臂尽量保持中立位下的腕关节屈伸、外旋，这样可保持最佳的力学状态。

本法接触面较大，刺激可强可弱，具有舒筋通络、活血化瘀、滑利关节、解痉止痛等功效。掌背尺侧面着力柔和而舒适，渗透性强，适用于肩背、四肢等肌肉较薄弱的部位。拳滚刺激性较强，适用于腰、臀等肌肉较丰满的部位。临床上常和其他手法配合治疗风湿酸痛、麻木不仁、肢体瘫痪及软组织损伤类疾病和退行性疾病，如肩周炎、关节扭伤、颈椎病等。

26. 揉法　用大鱼际着力称大鱼际揉法，用掌根着力称掌揉法，用手指螺纹面着力称指揉法。

四、脊柱调衡疗法

脊柱调衡疗法在继承传统中医学的基础上，融汇现代医学之精华，是中西医结合的产物，其理论基础既有中医经络学说、阴阳平衡论，筋出槽、骨错缝，又有现代医学的解剖学、病理学、运动学、生物力学、脊柱影像学、软组织外科等。

1. 坐位上颈椎旋转微调手法

（1）姿势：患者坐于凳上，颈部肌肉放松。医者站于其背后，以一侧拇指顶住患者错位颈椎骨对侧后凸的关节突内下侧（棘突偏歪侧的对侧），另一侧手掌托住患者下颌支及颞枕骨下缘。

（2）动作：医者托患者头颈部之手先将其向上提托，在对患者头颈施加纵向拔伸力量下引导患者头颈向患侧旋转10°左右，觉患者颈部肌肉放松，与医者手法操作协调的前提下，再突然加大头颈旋转运动幅度3°~5°，拇指同时向上、向外推冲关节突，即可整复。

（3）临床应用：适用于整复寰枕关节及寰枢关节旋转型错位及颈2、3节段旋转型错位。

2. 侧卧位上颈椎十字交叉旋转微调手法

（1）姿势：患者侧卧于治疗床上，棘突偏凸侧朝上，颈部肌肉放松。医者站于其背后，以一侧拇指自上而下顶住患者错位颈椎偏凸之棘突，另一手拇指自后向前抵住上一椎之同侧下关节突，两拇指成十字形垂直交叉关节。

（2）动作：医者两拇指分别按压棘突向下，关节突向前移动，使错位节段被动旋转5°左右，觉患者颈部肌肉放松，与医者手法操作协调的前提下，再突然加大拇指顶推力量，扩大节段旋转运动幅度3°~5°，即可整复。

3. 坐位下颈椎侧屈微调手法

（1）姿势：患者坐于凳上，颈部肌肉放松。医者站于其背后，同侧手拇指伸直，抵住错位椎骨偏凸之棘突；对侧手掌缘抵住患者颈根部。

（3）动作：医者抵颈根部之手逐渐将患者颈部向对侧推挤并尽量向上提托片刻，使其侧屈至5°~10°，觉患者颈部肌肉放松，与医者手法操作协调的前提下，突然加大颈部侧屈幅度3°~5°，同时拇指向中线推冲棘突，即可复位。

五、正脊复位注意事项

1. 无安全把握不做（患者低血压、高血压、心脏病发病期）。

2. 不了解问题所在不做（急诊休克和剧烈疼痛外伤，面容失血状态者）。

3. 患者不配合（不主动做康复运动者），甚至不完全愿意不做（如被家属强迫来做治疗者，主观不愿意者）。

4. 自下而上顺序来做复位，以骶骨与尾骨交会处为起始点来做。

5. 平顺为正，无论施何种手法，以复位后的平顺感为康复标准。

6. 摸出病变部位结合放射部位一侧，结合压痛点，结合关节受限位置，结合复位后效果判定病变在哪侧。

临床篇

第四章 摸骨正脊术临证

第一节 颈椎病

一、概述

颈椎病属于中医学"痹证"范畴，常常是由于外伤，气血亏虚，以及感受风、寒、湿邪所致，而出现头昏、目眩、耳鸣等，多与痰浊、肝风、虚损有关。

颈椎病中医辨证分型可以分为以下几种：

1. 寒湿痹阻型 由于风、寒、湿三种外邪侵入身体，流注经络，导致气血运行不畅而引起肢体与关节疼痛、酸麻、重着，及屈伸不利等，主要症状是头痛或者是后枕部疼痛，颈椎活动受限、怕冷。

2. 痰瘀阻络型 证候相当广泛，在人体不同部位可引发不同的症状，痰湿上逆头部多见眩晕，阻于四肢多见四肢麻木、疼痛。临床可见风痰引起的呕吐、头晕、突然跌倒、四肢麻木；由寒痰引起的骨痹刺痛、四肢不举、厥冷等症状。包括椎动脉型、交感神经型颈椎病等诸多症状，主要症状表现为颈项部刺痛，痛有定处，夜间疼痛比较明显，会伴有上肢的麻木或者头晕、恶心、呕吐等。

3. 肝肾亏虚、气血不足型 多久病体弱、肝血不足、肾精亏损、经脉失于濡养，可致肢体筋膜弛缓、手足痿弱无力、不能随意活动。肝肾不足、气血亏虚，除引起肢体不利的症状外，还会伴有头晕、目眩等症。

二、发病原因

颈椎病是中老年人常见病、多发病之一。据统计，其发病率随年龄升高而升高。在颈椎病的发生发展中，慢性劳损是首要罪魁祸首，长期的局部肌肉、韧带、关节囊的损伤，可以引起局部出血水肿，发生炎症改变，在病变的部位逐渐出现炎症机化，并形成骨质增生，影响局部的神经及血管。外伤是颈椎病发生的直接因素。往往在外伤前人们已经有了不同程度的病变，使颈椎处于高度危险状态，外伤直接诱发症状。不良的姿势是颈椎损伤的另外一大原因。长时间低头工作，躺在床上看电视、看书，喜欢高枕，长时间操作电脑，剧烈地旋转颈部或头部，在行驶的车上睡觉，这些不良的姿势均会使颈部肌肉处于长期的疲劳状态，容易发生损伤。颈椎的发育不良或缺陷也是颈椎病发生不可忽视的原因之一，亚洲人相对于欧美人来说椎管容积更小，更容易发生脊髓受压，产生症状。单侧椎动脉缺如的患者，椎动脉型颈椎病的发生率几乎是100%，差别只是时间早晚。另外，颅底凹陷、先天性融椎、根管狭窄、小椎管等均是先天发育异常，也是本病发生的重要原因。

1. 长时间低头看书、坐办公室 长期保持头颈部处于单一姿势和位置，导致局部过度活动，损伤局部椎间盘、韧带等，易发生颈椎病。

2. 头颈部外伤 头颈部外伤并不直接引起颈椎病，但却往往是颈椎病产生症状的加重因素，一些患者因颈椎骨质增生、颈椎间盘膨出、椎管内软组织病变等造成颈椎管处于狭窄临界状态，外加颈部外伤，常引起症状的产生，甚至瘫痪发生。不适当的颈部按摩也常有瘫痪发生。

3. 不良姿势 如躺在床上看电视、看书，高枕，坐位睡觉等。卧车上睡觉，睡着时肌肉保护作用差，刹车时易出现颈部损伤。

4. 颈椎结构的发育不良 先天性小椎管也是发病基础。颈椎中央椎管、神经根管狭小者颈椎病的发病率比正常人高1倍。

三、临床表现

颈椎病的症状非常多样而复杂，多数患者开始症状较轻，在以后逐渐加重，也有部分症状较重者。常以一个类型为主合并有其他几个类型一起，称为混合型颈椎病。颈椎病的主要症状是：①颈肩酸痛，可放射至头枕部和上肢。②侧肩背部沉重感，上肢无力，手指发麻，肢体皮肤感觉减退，手握物无力，有时不自觉地握物落地。③严重的典型表现是下肢无力、行走不稳、双足麻木、行走时如踏棉花的感觉。④更严重者出现大、小便失控，性功能障碍，甚至四肢瘫痪。⑤常伴有头、颈、肩、背、手臂酸痛，颈项僵硬，活动受限。⑥有的伴有头晕、视物旋转，重者伴有恶心呕吐、卧床不起，少数可有眩晕、猝倒。⑦当颈椎病累及交感神经时可出现头晕，头痛，视力模糊，双眼发胀、发干、张不开，耳鸣，耳堵，平衡失调，心慌，胸部紧束感，有的甚至出现胃肠胀气等症状。也有吞咽困难、发音困难等症状。多数起病时轻且不被人们所重视，多数能自行恢复，时轻时重，只有当症状继续加重而不能逆转，影响工作和生活时才引起重视。如果疾病久治不愈，会引起心理伤害，产生失眠、烦躁、易怒、焦虑、忧郁等。

四、疾病预防

1.树立正确的心态，掌握并运用科学的手段防治疾病，配合医生治疗，减少复发。

2. 加强颈肩部肌肉的锻炼，在工作空闲时，做头及双上肢的前屈、后伸及旋转运动，既可缓解疲劳，又能使肌肉发达、韧度增强，从而有利于颈段脊柱的稳定性，增强颈肩顺应颈部突然变化的能力。

3. 纠正不良姿势和习惯，避免高枕睡眠，不要偏头耸肩，谈话、看书时要正面注视。保持脊柱的正直。

4. 注意颈肩部保暖，避免头颈负重物，避免过度疲劳，坐车时不要打瞌睡。

5. 及早彻底治疗颈、肩、背软组织劳损，防止其发展为颈椎病。

6. 劳动或走路时要避免挫伤，避免急刹车时头颈受伤，避免跌倒。

五、注意事项

1. 颈椎病患者需定时改变头颈部体位，注意休息，劳逸结合。抬起头并向四周各方向适当地轻轻活动颈部，不要让颈椎处于弯曲状态。伏案工作不宜一次持续很长时间，超过2个小时的持续低头工作，则难以使颈椎椎间隙内的高压在短时间内得到有效的恢复和缓解，这样会加重、加快颈椎的退变。

2. 已经有颈椎病症状的患者，应当减少工作量，适当休息。症状较重、发作频繁者，应当停止工作，绝对休息，而且，最好能够卧床休息。这样在颈椎病的治疗期间，有助于提高治疗的效果，促使病情早日缓解，机体早日康复。

3. 颈椎病患者在工作中应该避免长时间吹空调、电风扇。由于颈椎病的发病是多种因素共同作用的结果，寒冷和潮湿容易加重颈椎病的症状，因此应当尽量减少在气温过低或者寒冷潮湿的条件下长期低头伏案工作的时间，以防止颈椎病症状的出现，或者颈椎病诱发颈肩背部酸痛的症状。

4. 颈椎病患者应当避免参加重体力劳动，如提取重物等，平常应当注意保护颈部，防止其受伤。上肢应该避免提取重物，当上肢提重物时，力量可以经过悬吊上肢的肌肉传递到颈椎，从而使颈椎受到牵拉，增加颈椎之间的相互压力。颈椎病患者在参加重体力劳动后症状有可能会加重。

六、摸骨复位治疗

【目的】复位颈1、2、3、4、5、6、7。

【患者体位】坐位，低头/抬头，舒适放松。

【医生位置】左后/右后。

【操作】

1. 颈椎微调扳法

（1）坐位颈椎侧屈微调扳法：患者取坐位，颈部放松，术者站于其后方，以一手拇指按顶颈椎错位偏凸的棘突，另一手掌根顶住颈根部，将下颈椎向患侧侧屈至限制位，然后两手同时向相反方向做一快速的推动，拇指顶按颈椎棘突使错位整复。

（2）侧卧位颈椎侧屈微调扳法：患者取侧卧位，垫一平枕，术者站于床头，一手按住患者颈部并以拇指抵住偏凸之颈椎棘突，另一手托住其下颌并用前臂托住面颊部，先将患者头颈向上侧屈至30°，然后两手协调，做一突发而有控制的力量，一手扩大侧屈幅度3°~5°，另一手拇指向下顶推偏凸之棘突，即可整复。

（3）俯卧位颈椎横突按压微调扳法：患者取俯卧位，若其颈部肌肉痉挛不明显，则在其胸部及颈前垫一软枕，使颈部处于前屈中立位，术者站于其头部，先以一手置于颈椎错位偏凸侧，拇指按住错位颈椎后凸的横突后结节，另一手置于其下位椎体对侧的横突后结节，先以较和缓的节奏和力量，将横突向下施加压力震动，当患者肌肉放松时，适时以短促、轻巧、有控制的力将横突向上推冲，使之松动或整复。此法适用于中下颈椎段的错位整复。

（4）俯卧位颈椎旋转微调扳法：患者取俯卧位，旋转颈部，使患者头旋向患侧，使上颈段处于弹性限制位。术者两拇指并拢或重叠，按压于错位椎骨棘突侧，先以较和缓的力量和节奏，将棘突向内下方施加震动，当患者肌肉放松时，以短促、轻巧、有控制的力量按压棘突，使其整复。本法操作时拇指的着力点也可在对侧后凸的棘突。本法适用于上颈椎段颈椎错位的整复。

2. 低头摇正法 本手法属于颈椎旋转整复手法的基础手法，只有熟练掌握这一手法之后，才能把握好定位明确的其他整复手法。多用于颈椎3~6棘突的偏歪。第一步：患者正坐，颈肩放松，下颌微微内收，以使头部略前屈。医者站其身后，一手掌前置，托住其下颌，另一手托、扶在枕后下方的部分。第二步：医者双手协同用力，以使患者头颈进行向左或向右的被动旋转，旋转、摇动的速度要慢，幅度必须控制在生理活动的范围之内。当医者手下感到患者的头颈能够放松，其注意力已不在旋转头颈的动作时，随即进行一个有限度的、增大幅度的快速转动，此时多可听到复位成功时"咯塔"的声响。

自上而下地在颈椎上查找、整复，从第7颈椎始至第1颈椎止。使用抬头或低头摇正法，坐位推正法和掌指推正法。根据疼痛部位的不同，在相应的平面查找棘突的偏歪，随后予以校正。手法应用中，要求是边整复，边在整复后的邻近部位施拇指拨揉法、拿法等松解手法半分钟左右，以便松解、稳定整复的关节和局部软组织。

第二节 眩 晕

一、概述

中医学对眩晕的定义可分为眩和晕两方面，眩通常指目眩，即视物不清、眼花，晕通常指头晕，会出现视物旋转、天旋地转，或者是头昏沉、晃动、摇摆不定、行走不稳等情况，当两者同时出现时，可称作眩晕。中医学认为，眩晕多是由于肝阳上亢、气血亏虚、痰浊中阻、肾精亏损等因素导致，需要根据病因选择不同的治疗方法。

西医学对于眩晕的定义也各有不同解释。但总的说来，由于前庭末梢感受器是在内耳迷路，故眩晕在耳鼻咽喉科范围内，以研究真性眩晕为主要对象。眩晕是一种主观的感觉异常，可分为两类：一为旋转性眩晕，多由前庭神经系统及小脑的功能障碍所致，以倾倒的感觉为主，感到自身晃动或景物旋转；二为一般性眩晕，多由某些全身性疾病引起，以头昏的感觉为主，感到头重脚轻。

二、发病机制

机体的平衡及定向功能是视觉、本体觉和前庭系统（平衡三联）三者共同完成的。各种外界刺激通过平衡三联传入皮质下中枢、前庭神经核、红核、小脑及颞叶皮质，不断反射性调节机体的平衡。平衡三联、平衡调节中枢、传导径路及中继核的功能障碍均可导致眩晕。前庭核血供不畅且极易障碍，微小的血管腔改变和血压下降即可影响前庭核的功能，因此，眩晕多系前庭核功能障碍所致。前庭系统功能障碍时，前庭感觉与来自肌肉、关节的本体觉以及视觉不同步，产生运动错觉，即眩晕。前庭核的异常信息通过内侧纵束激动动眼神经核，产生眼球震颤，而且其他核团的反馈性调节不断使异常运动得到纠正，于是产生一快一慢有节律的眼球运动。前庭诸核的不平衡信息通过内侧纵束、前庭脊髓束及前庭—小脑—红核—脊髓通路，反馈性调节脊髓前角细胞功能，力图使身体保持平衡，由于信号是错误的，躯体反而因平衡调节失当而倾倒，肢体运动失衡使指物偏向，血管运动中枢迷走神经核因强烈的异常而产生反馈调节。

三、临床表现

1. 周围性眩晕　周围性眩晕（耳性眩晕）是指内耳前庭至前庭神经颅外段之间的病变所引起的眩晕。症状重，病情轻。

（1）梅尼埃病：以发作性眩晕伴耳鸣、听力减退及眼球震颤为主要特点，严重时可伴有恶心、呕吐、面色苍白和出汗，发作多短暂，很少超过2周。具有复发性的特点。

（2）迷路炎：多由于中耳炎并发，症状同上，检查发现鼓膜穿孔，有助于诊断。

四、护理和治疗

颈性眩晕又叫椎动脉型颈椎病，是颈椎病中常见的一种类型，多见于同时患有颈椎病和动脉硬化症的老年女性。人的大脑主要靠颈动脉和椎动脉供血，当脊椎间隙变窄、椎间孔缩小时，会使椎动脉受到压迫。一般人头部旋转时，椎动脉供血减少约三成。当有颈椎病同时伴有椎动脉硬化导致的血管狭窄时，头部旋转很容易导致脑部严重供血不足，出现突然眩晕或视物旋转、站立不稳症状。有人则表现为恶心欲吐，在起床或卧床转头时头晕加重，常被误诊为梅尼埃病。颈性眩晕患者在颈椎棘突旁可有轻度压痛，旋颈试验呈阳性，颈椎侧位片显示骨质增生，椎间隙及椎间孔变窄。患者平时多伴有颈肩疼痛等颈椎病症状。由于眩晕的原因有很多，护理方法也不尽相同：

1. 眩晕者应保持安静，心情愉快，保证充足的睡眠和休息，避免用脑过度、精神紧张等。饮食宜清淡，适当参加体育锻炼。

2. 眩晕由颈椎病引起者，睡眠时要选用合适枕头，避免长期低头工作，要注意保暖。

3. 眩晕由高血压、动脉硬化引起者，要经常测量血压，保持血压稳定，控制饮食及血脂，饮食宜清淡，情绪要稳定。

4. 眩晕由贫血引起者应适当增加营养，可应用食物疗法及辅助药物治疗。

5. 要注意休息起居。

过度疲劳或睡眠不足为眩晕的诱发因素之一。不论眩晕发作时或发作后都应注意休息。在眩晕急性发作期应卧床休息。如椎基底动脉供血不足引起的眩晕，站立时症状会加重，卧床时症状可减轻。卧床休息还能防止因晕倒而造成的身体伤害。眩晕患者保证充足的睡眠甚为重要。在睡眠充足后，其症状可减轻或消失。临床统计显示，眩晕引起失眠的概率约为65%。当眩晕经多方检查无结论时，可摸骨复位治疗，效果显著，复位寰枕关节。

五、摸骨复位治疗

【目的】复位颈1、2、3、4、5、6、7。

【患者体位】坐位，低头/抬头，舒适放松。

【医生位置】左后/右后。

【操作】抬头摇正法，多用于枕寰和寰枢关节的错动，有时也在颈3~5的错骨缝中使用。第一步：患者取坐位，身体放松，下颌的位置与中立位时相比稍抬高约5°（使头部略有翘起即可）。医者站其偏歪侧的斜后方，以一手的掌指面托住其下颌部，另一手的拇指与其余四指面分置于枕后的两侧并使整个掌指面贴、扶在患者的枕后下方，此时两手可协同用力，增加一个轻微向上牵引头颈的作用力，但牵引不当，易造成患者颈肩部的紧张，以致增大手法的操作难度，所以在手法不熟练时最好不要使用牵引力。第二步：医者有控制地、轻柔而缓慢地向左右两侧旋转头颈数次，当感到患者颈肩部放松后，可突然进行一个向偏歪侧快速而有限度的、稍增大幅度的旋转摇动，此刻多可听到关节复位时的弹响声。

患者取坐位，医者站其后方，采用定位较为明确的坐位推正法和定位摇正法等整复手法来整复错动关节。

自上而下地在颈椎上查找、整复，从第7颈椎始至第1颈椎止。使用抬头或低头摇正法、坐位推正法和掌指推正法。根据疼痛部位的不同，在相应的平面查找棘突的偏歪，随后予以校正。手法应用中，要求是边整复，边在整复后的邻近部位施拇指拨揉法、拿法等松解手法半分钟左右，以便松解、稳定整复的关节和局部软组织。

第三节 落 枕

一、概述

落枕又称失枕，多数患者是由睡眠姿势不当，枕头过高或过低，头部滑落于枕下，使颈部斜向一侧而导致。也有部分患者因睡眠时受风寒，造成局部经络不通，气血运行不畅而引起，故又有"落枕风"之称。它是由颈项部某些肌肉（以斜方肌、胸锁乳突肌、肩胛提肌为主）痉挛、肌张力骤然增高，造成颈项部疼痛、活动受限制的一种急性疾患。轻则一二天内可自行缓解，重则可拖延数日不等，妨碍正常的生活和工作。在临床较为常见，多在晨起或颈部猛然地转动后而出现，可发生于任何年龄。推拿治疗极其有效。

二、发病原因

引起落枕的原因有：①颈部外伤，如夜间睡眠姿势不良，头颈长时间处于过度偏转的位置，或因睡眠时枕头不合适，过高、过低或过硬，使头颈处于过伸或过屈状态，均可引起颈部一侧肌肉紧张，使颈椎小关节扭错，时间较长即可发生静力性损伤，使伤处肌筋强硬不和，气血运行不畅，局部疼痛不适，动作明显受限等。②颈部受风着凉，如睡眠时受寒，盛夏贪凉，使颈背部气血凝滞，筋络痹阻，以致僵硬疼痛，动作不利。③如为颈椎病引起，可反复落枕。

三、临床表现

落枕的临床表现为晨起突感颈后部、上背部疼痛不适，以一侧为多，或有两侧俱痛者，或一侧重，一侧轻。多数患者可回想到昨夜睡眠位置欠佳，检查时颈部肌肉有触痛，由于疼痛，颈项活动欠利，不能自由旋转，严重者俯仰也有困难，甚至头部强直于异常位置，使头偏向患侧。检查时颈部肌肉有触痛，浅层肌肉有痉挛、僵硬，摸起来有"条索感"。

四、诊断要点

1. 因睡眠姿势不良或感受风寒所致。

2. 急性发病，睡眠后一侧颈部出现疼痛、酸胀，可向上肢或背部放射，活动不利，活动时伤侧疼痛加剧，严重者使头部歪向患侧。

3. 患侧常有颈肌痉挛，胸锁乳突肌、斜方肌、菱形肌及肩胛提肌等处压痛。在肌肉紧张处可触及肿块和条索状的改变。

五、预防

1. **用枕适当**　人生的三分之一是在床上度过的，枕头的高低软硬对颈椎有直接影响，最佳的枕头应该是能支撑颈椎的生理曲线，并保持颈椎的平直。枕头要有弹性、稳定，喜欢仰卧的，枕头的高度为8厘米左右；喜欢侧卧的，高度为10厘米左右。仰卧位时，枕头的下缘最好垫在肩胛骨的上缘，不能使颈部脱空。其实，枕头的真正名字应该叫"枕颈"。枕头不合适，常造成落枕，反复落枕往往是颈椎病的先兆，要及时诊治。另外要注意的是枕席，枕席以草编为佳，竹席一则太凉，二则太硬，最好不用。

2. **颈部保暖**　颈部受寒冷刺激会使肌肉、血管痉挛，加重颈部板滞疼痛。秋冬季节最好穿高领衣服。天气稍热，夜间睡眠时应注意防止颈肩部受凉。炎热季节，空调温度不能太低。

3. **姿势正确**　颈椎病的主要诱因是工作、学习的姿势不正确，良好的姿势能减少劳累，避免损伤。低头时间过长，使肌肉疲劳，颈椎间盘出现老化，并出现慢性劳损，会继发一系列症状。最佳的伏案工作姿势是颈部保持正直，微微地前倾，不要扭转、倾斜。工作时间超过1小时，应该休息几分钟，做些颈部运动。

不宜头靠在床头或沙发扶手上看书、看电视。

4. 避免损伤 颈部的损伤也会诱发本病，除注意姿势外，乘坐快速的交通工具，遇到急刹车，头部向前冲去，会发生"挥鞭样"损伤，因此，要注意保护自己，不要在车上打瞌睡，坐座位时可适当地扭转身体，侧面向前。体育比赛时更要避免颈椎损伤。

六、摸骨复位治疗

【目的】复位颈4、5、6。

【患者体位】坐位，低头/抬头，舒适放松。

【医生位置】左后/右后。

【操作】扳法是治疗外伤型落枕的有效方法，只在颈椎棘突有偏歪时使用。操作时用力要求稳而有突发性，以听到有弹响声为佳，但切不可强求有弹响声，要适可而止，不能粗暴用力。行扳法前要明确诊断，排除骨折、脱位或肿瘤等疾病，以免造成不必要的伤害。

第四节 颈椎病引发的视力模糊

一、概述

视力是指分辨细小的或遥远的物体及细微部分的能力。视力低于1.0为视力减退，0.3以下为低视力，表现为视力模糊。

引起视力模糊的病变所在部位甚为广泛，因而造成视力模糊的原因也多种多样。

1. 炎症是引起视力模糊最常见的原因。①感染性：由细菌、病毒、衣原体、真菌、寄生虫等引起的角膜炎、角膜溃疡、虹膜睫状体炎、脉络膜炎、眼内炎、全眼球炎、眼眶蜂窝织炎等。②非感染性：泡性角膜基质炎、葡萄膜炎（包括虹膜睫状体炎、脉络膜炎）、交感性眼炎、原田病等。

2. 屈光不正。近视、远视、散光、老视。

3. 斜视、弱视。

4. 眼外伤。眼球穿孔伤、钝挫伤、爆炸伤、化学烧伤、辐射伤等。

5. 青光眼。

6. 各种眼病所致之后遗症。角膜瘢痕、瞳孔膜闭、瞳孔闭锁、玻璃体混浊。

7. 全身循环障碍和代谢障碍以及遗传性疾病。高血压性视网膜病变、糖尿病性视网膜病变、肾炎性视网膜病变、妊娠高血压综合征性视网膜病变、血液病性视网膜病变、视网膜色素变性、黄斑变性、缺血性视神经病变、Leber病等各种眼底病变及白内障。

8.视网膜血管病和视网膜脱离。视网膜动脉阻塞、视网膜静脉阻塞、中心性浆液性脉络膜视网膜病变、视网膜血管炎、视网膜脱离等。

9.老年性和变性病变。老年性白内障、角膜变性、老年性黄斑变性。

10.肿瘤。眼内肿瘤、眼眶肿瘤或侵及眼球的眼睑肿瘤等。

11.其他。如视路病变。

12.眼睛疲劳，不注意用眼卫生或眼部营养不良。

二、摸骨复位治疗

【**目的**】复位颈3、4、5。

【**患者体位**】坐位，低头/抬头，舒适放松。

【**医生位置**】左后/右后。

【**操作**】自上而下地在颈椎上查找、整复，从颈5始至颈3止。使用抬头或低头摇正法，坐位推正法和掌指推正法。根据疼痛部位的不同，在相应的平面查找棘突的偏歪，随后予以校正。手法应用中，要求是边整复，边在整复后的邻近部位施拇指拨揉法、拿法等松懈手法半分钟左右，以便松懈、稳定整复后的关节和局部软组织。

第五节 腔隙性脑梗死

一、概述

（一）中医

腔隙性脑梗死即中风病，多因素体禀赋不足，年老正衰，肝肾不足，阳亢化风，或劳倦内伤致气血内虚，血脉不畅，或因嗜饮酒浆，过食肥甘，损伤脾胃，内生湿浊，进而化热，阻滞经脉，复加情志不遂、气候剧烈变化等诱因，以致脏腑功能失调，气血逆乱，风夹痰瘀，扰于脑窍，窜犯经络，发为中风。

1.**肝阳偏亢，风火上扰** 平素肝旺易怒，或肝肾阴虚，肝阳偏亢，复因情志相激，肝失条达，气机不畅，气郁化火，更助阳亢化风，风火相煽，冲逆犯脑，发生中风。

2. 风痰瘀血，痹阻脉络 年老体衰或劳倦内伤，致使脏腑功能失调，内生痰浊瘀血，适逢肝风上窜之势，或外风引动内风，皆使风夹痰瘀，窜犯经络，留滞于虚损之脑脉，则成中风。

3. 痰热腑实，浊毒内生 饮食不节，嗜好膏粱厚味及烟酒之类，脾胃受伤，运化失司，痰热互结，腑气壅结，内生浊毒，夹风阳之邪，上扰清窍，神机失灵而见喎僻不遂。

4. 气虚血瘀，脉络不畅 平素体弱，或久病伤正，正气亏虚，无力行血，血行不畅，瘀滞脑络，则成中风。

总之，本病以正虚为发病之本，主要有肝肾阴虚，气血不足；邪实为致病之标，以风、火、痰浊、瘀血为主。病位在脑，脏腑涉及肝、脾、肾。

（二）西医

腔隙性脑梗死系大脑动脉的深支闭塞所致的脑干和大脑深层非皮层部位的小梗死灶（图4-1）。主要分布于壳核、尾状核、桥脑、内囊和脑回的白质。腔隙病灶上界为20mm更能反映腔隙的实际大小情况，超过此限者为巨大腔隙，临床少见。高血压是本病的直接原因，据统计，腔隙性脑梗死合并高血压者达90%。合并颈椎病者为51%以上。

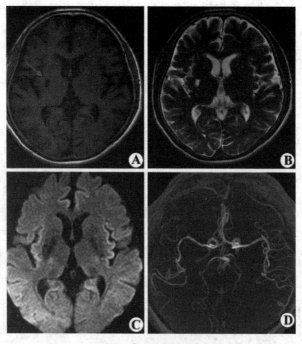

图4-1 腔梗影像

二、注意事项

1. 患者要经常翻身，以减轻局部组织受压。对于不能自己翻身的患者，家人要协助其定时翻身，以预防褥疮的发生。

2. 由于卧床时间太长，会引起排痰不畅，以及坠积性肺炎的发生。所以，患者要经常不断地变换体位。患者经常采用的体位主要有仰卧位、侧卧位、半坐位、端坐位、俯卧位、头低脚高位、头高脚低位、膝胸卧位等8种。不同的体位有不同的作用。坠积性肺炎患者可以采取头低脚高位，以利于肺内分泌物的引流。如出现臀部褥疮，可以采取俯卧位或者侧卧位。

3. 要保持床铺的平整、松软，床单干燥，皮肤清洁，最好每天用温水擦浴局部皮肤，使局部血液运输能得到改善。

4. 室内要定期开窗换气，以保持适当的温度和湿度。床上温度也应该注意不要太冷或者太热，特别要预防热水袋烫伤。

5. 在帮助患者翻身、按摩、床上使用便器时，不要推、拖、拉，以免损伤局部的皮肤，因为皮肤损伤后不容易愈合，容易诱发褥疮。

6. 要保证患者全身营养的供给。这种长期卧床的患者，需要补充蛋白质、脂肪、糖、维生素等营养物质。

7. 由于患者长期卧床，活动量小，肠蠕动减少，很容易引起便秘，在补充营养时要注意粗纤维食物补充。

三、摸骨复位治疗

【目的】复位颈1、2、3、4。

【患者体位】坐位，低头/抬头，舒适放松。

【医生位置】左后/右后。

【操作】多选用坐位推正法和定位摇正法，局部点压法。手法要轻柔和缓，但在颈肩部疼痛和肿胀明显的急性水肿期不宜使用或慎用。

第六节　高血压

一、概述

高血压一病，主要病因为情志失调、饮食不节、久病劳伤、先天禀赋不足等。主要病理因素为风、火、痰、瘀、虚，与肝、脾、肾等脏腑关系密切。病机性质为本虚标实，肝肾阴虚为本，肝阳上亢、痰浊内蕴为标。病机除了下述4个方面外，还有冲任失调、气阴两虚、心肾不交等，在临床中可参照辨证。

1. 肝阳上亢 肝为风木之脏，内寄相火，体阴而用阳，主升主动。肝主疏泄，依赖肾精充养，素体阳盛，肝阳偏亢，日久化火生风，风升阳动，上扰清窍，则发眩晕。长期忧郁恼怒，肝气郁结，气郁化火，肝阴暗耗，阴虚阳亢，风升阳动，上扰清窍，发为眩晕。

2. 瘀血阻络 久病入络，随着病情的迁延不愈，日久殃及血分，血行不畅，瘀血内停，滞于脑窍，清窍失养，发为眩晕。

3. 肝肾阴虚 肝藏血，肾藏精，肝肾同源。肝阴不足可导致肾阴不足，肾水不足亦可引起肝阴亏乏。肝阳上亢日久，不但耗伤肝阴，亦可损及肾水。素体肾阴不足或纵欲伤精，肾水匮乏，水不涵木，阳亢于上，清窍被扰而作眩晕。

4. 肾阳虚衰 久病体虚，累及肾阳，肾阳受损或阴虚日久，阴损及阳，导致肾阳虚衰，髓海失于涵养，而见眩晕等。

二、临床表现

1. 头痛 部位多在后脑，并伴有恶心、呕吐等症状。若经常感到头痛，而且很剧烈，同时又恶心作呕，就可能是向恶性高血压转化的信号。

2. 眩晕 女性患者出现较多，可能会在突然蹲下或起立时有所感觉。

3. 耳鸣 双耳耳鸣，持续时间较长。

4. 心悸气短 高血压会导致心肌肥厚、心脏扩大、心肌梗死、心功能不全。这些都可导致心悸气短的症状。

5. 失眠 多为入睡困难、早醒、睡眠不实、易做噩梦、易惊醒。这与大脑皮质功能紊乱及自主神经功能失调有关。

6. 肢体麻木 常见手指、脚趾麻木或皮肤如蚁行感，手指不灵活。身体其他部位也可能出现麻木，还可能出现感觉异常，甚至半身不遂。

三、摸骨复位治疗

【目的】复位颈1、2、3。

【患者体位】坐位，低头，舒适放松。

【医生位置】左后/右后。

【操作】牵引法，患者取坐位，术者站于患者身后，双手拇指分别抵按在枕骨后下方的两侧，其余四指面顺势并拢、前置，以便托住其下颚两侧，此时术者的两侧前臂应当相应按压在患者两侧的肩上。随后术者身体站稳，前臂向下压在患者肩上，两手臂协同用力将患者头、颈缓慢向上托起、牵引，约半分钟后，在保持牵引力不变的条件下，使患者头颈进行向患侧及健侧方向的、水平位的、或左或右的环转运动，反复操作2到4遍。

自上而下地在颈椎上查找、整复，从颈3始至颈1止。使用抬头或低头摇正法，坐位推正法和掌指推正法。根据疼痛部位的不同，在相应的平面查找棘突的偏歪，随后予以校正。手法应用中，要求是边整复，边在整复后的邻近部位施拇指拨揉法、拿法等松懈手法半分钟左右，以便松懈、稳定整复了的关节和局部的软组织。

第七节 耳 鸣

一、概述

耳中自觉有蝉鸣或其他各种声响者，叫作"耳鸣"。可分为虚实两种类型。虚证是由于肾阴亏损，虚火上炎，常伴有头晕目眩、腰痛等症状，诊脉多细弱，如因暴怒伤肝，致肝胆之火上逆，则耳中暴鸣如钟鼓之声，属于实证。

耳鸣是一种常见的临床症状，它并不是一种疾病。耳鸣通常是指在无任何外界相应的声源或电刺激时耳内或头部所产生的声音的主观感觉，即主观性耳鸣，简称耳鸣。从广义角度讲，耳鸣还包括客观性耳鸣，后者有相应的声源，如血管源性或肌源性的杂音等。耳鸣不同于幻觉，在无外界声源情况下患者所听到的有具体内容的声音如音乐或话语均为幻听。

二、摸骨复位治疗

【目的】复位颈2、3、4、5。

【患者体位】坐位，低头，舒适放松。

【医生位置】左后/右后。

【操作】颈部拿捏法，患者取坐位，头稍后伸。医者站其身后，两手拇指面并拢，分置于颈椎棘突的两旁，其中左手拇指按压在棘突的右侧，右手拇指则按压在棘突的左侧，随后食指屈曲，以食指的指腹部或食指中节的桡侧面相应放置于颈部的两侧。

自上而下地在颈椎上查找、整复，从颈5始至颈2止。使用抬头或低头摇正法，坐位推正法和掌指推正法。根据疼痛部位的不同，在相应的平面查找棘突的偏歪，随后予以校正。手法应用中，要求是边整复，边在整复后的邻近部位施拇指拨揉法、拿法等松懈手法半分钟左右，以便松懈、稳定整复后的关节和局部软组织。

第八节 头　痛

一、概述

头痛是指由于外感六淫，或者内伤杂病，致使头部脉络拘急或失养，清窍不利所引起的以自觉头痛为临床特征的一种常见疾病。既可以单独出现，也可见于多种疾病的过程当中。西医学中的偏头痛、紧张性头痛、丛集性头痛、三叉神经痛，以及其他原发性头痛，皆可以参考中医学的头痛辨证施治。一些继发性头痛，如脑神经痛，中枢性和原发性颜面痛，以及其他的头痛，也可以参考中医头痛病症辨证施治。

二、中医病因病机

中医学认为，六淫之邪上犯清窍，阻遏清阳；痰浊瘀血，痹阻经络，壅遏精气；肝阴不足，肝阳偏亢，上扰清窍；气虚清阳不升，血虚头窍失养；肾精不足，髓海空虚，均可导致头痛发生。

头痛的基本病机可以归纳为不通则痛和不荣则痛。外感头痛属实，以风邪为主，治疗当以祛风为主，兼散寒，清热去湿；内伤头痛多属虚或虚实夹杂，以补养气血，益肾填精为主，实证则当平肝，化痰，行瘀，虚实夹杂当兼顾。

外感头痛一般分为风寒、风热和风湿头痛；内伤头痛常分肝阳、血虚、气虚、痰浊、肾虚和瘀血头痛。

三、西医病因

头痛可由于头颅部任何具有疼痛感觉的组织受到刺激、牵拉或压迫所致。引起头痛的原因很多，只有尽快查清病因，治疗方能奏效。如高血压性头痛，中老年人因工作、家庭等问题，常常处在紧张不安的状态之中，致使身心交瘁，体力下降，高血压悄悄袭来而没有感觉。患者自觉头脑不清、脑部隐痛，甚至有时昏厥或出现指尖乏力麻木，这些都是高血压在作怪。神经性头痛源于头部肌肉紧张收缩，头部呈紧束或压迫样，有沉重感，常为跳扯痛，吸烟饮酒过度时会加剧。这多是因生活不规律、烟酒无度、睡眠不足引起。更年期性头痛由于内分泌的改变，人的生理功能受到影响，常有性格的改变，患者表现为急躁易怒、乏力懒言、头脑紧张、性欲淡、经量少。神经衰弱性头痛多见于脑力劳动者，他们往往废寝忘食、夜以继日地工作，缺乏锻炼、营养不足、过度疲劳而致大脑不支。患者常有头涨、失眠、记忆力下降表现，并且有未老先衰之感。颅内占位性病变头痛，即脑瘤或颅内其他病变引起的头痛通常是近期才发生，呈间歇性头痛，每日持续数小时，并且可能随体位改变而引起或消失。开始阶段，头痛可局限于肿瘤所在部位，但随着颅内压的增高可变成弥漫性的。伴有发热的头痛原因可能有以下几种：①颅内急性感染，包括各种病原体引起的脑膜炎、脑炎、脑脓肿等。②急性鼻窦炎，如上颌窦炎、额窦炎常引起上颌窦和额部疼痛，有脓鼻涕。③急性眼眶蜂窝织炎，多由鼻窦炎引起，患侧眼部胀痛，患侧眼球突出，眼睑和结膜红肿，眼压明显增高。④急性海绵窦血栓形成，多由于头面部感染，尤其是眼或口周围的疖肿，因不恰当的挤压，致使细菌进入海绵窦导致感染，形成血栓。此病发病急骤，患者眼内和额部疼痛剧烈，眼睑浮肿，眼球突出并固定于中央部位。⑤全身感染性疾病，常见于感冒、急性扁桃体炎、肺炎、败血症等，由于毒素刺激和发热时血管扩张而引起头痛。

四、摸骨复位治疗

【目的】复位颈1、2、3、4、5。

【患者体位】坐位，低头，舒适放松。

【医生位置】左后/右后。

【操作】寰枢关节扳法，患者坐于低凳上，头稍后仰，术者站于患者侧方，一手拇指顶按住患者第2颈椎的棘突，另一手肘部托起患者的下颌部，手掌绕过对侧耳后，夹住其枕骨部，然后逐渐用力将颈椎向上拔伸。在拔伸的基础上，使颈椎旋转至有阻力的位置，随即做一个有控制的、稍增大幅度的快速扳动，顶按棘突的拇指同时协调用力下按。此时常可听到"咔嗒"一声，并且术者拇指下有棘突的跳动感，表示手法成功。

用抬头摇正法、定位摇正法等手法整复颈椎错动处。每整复一处错动的位置，就应当在棘突和横突旁的痛点及肌紧张处施拇指揉法治疗约1分钟。

第九节 中风后遗症

一、概述

中风又称脑卒中，是由于气血逆乱引起风、火、痰、瘀痹阻脑脉或血溢脑脉之外的一种急重病症，包括西医学的脑出血、脑血栓、脑栓塞、蛛网膜下腔出血等脑血管意外疾病。中风急性期过后，患者仍留有偏瘫、口眼歪斜、语言障碍、吞咽困难、颜面麻木、手足麻木沉重、手指震颤、疼痛等症，即为中风后遗症。

中医辨证分型：

1. 心肾阳虚型 意识朦胧或痴呆、健忘、舌强语謇、肢体不遂、畏寒肢冷、心悸气短、眩晕耳鸣、血压偏低、舌红干或胖嫩、苔白、脉沉细。

2. 肝阳上亢型 有高血压病史，常头痛、眩晕、心烦易怒、咽干口苦、失眠多梦，中风偏瘫后血压持续升高，上述症状不减，且口眼歪斜、言语謇涩、脉弦滑或弦数、苔薄黄或黄腻。

二、临床表现

1. 肩手综合征 其发生率在20%左右，最早在发病后3天，迟至6个月后发生。74.1%在病后3个月内发生，一旦发生肩手综合征，应及时治疗，可取得良好的效果，目的是减轻浮肿及疼痛。

2. 肩关节半脱位 其发生率在60%~70%，多数在病后3周内发生。特别易在上肢松弛状态下发生。因为稳定肩关节的周围肌肉，如冈上肌、冈下肌、三角肌、胸大肌、胸小肌的松弛，使固定肩关节的稳定结构强度降低，加上患侧上肢的重力牵引使其向下移位，使肩关节脱离正常位置所致。

3. 足下垂内翻 在中风后身体有一个自然恢复的过程，出现肌肉紧张，会逐步出现足下垂内翻，影响今后脚掌着地步行功能，所以同样需要早期康复纠正逐步出现的肌张力升高，若单靠运动无法纠正，则须佩戴足托，减少痉挛，改善步行功能。

4. 误用所致痉挛 如上所述，中风后身体有一个自然恢复的过程，轻度锻炼出现肌肉紧张，轻微活动良好，患者因此会欣喜若狂，反复多次自行训练，导致上肢的屈伸及手的抓握功能下降，这是误用、误练，造成肌肉痉挛。由于反复痉挛，可能使肢体功能停留在此阶段，无法继续恢复，所以一定要在专业医师指导下循序渐进。

三、中风后遗症康复训练

目前认为中风引发的肢体运动障碍的患者经过正规的康复训练可以明显减少或减轻瘫痪的后遗症，有人把康复看得特别简单，甚至把其等同于"锻炼"，急于求成，常常事倍功半，且导致关节肌肉损伤、骨折、肩部和髋部疼痛、痉挛加重、异常痉挛模式和异常步态，以及足下垂内翻等问题，即"误用综合征"。不适当的肌力训练可以加重痉挛，适当的康复训练可以使这种痉挛得到缓解，从而使肢体运动趋于协调。一旦使用了错误的训练方法，如用患侧的手反复练习用力抓握，则会强化患侧上肢的屈肌协同，使得负责关节屈曲的肌肉痉挛加重，造成屈肘、屈腕旋前及屈指畸形，使得手功能恢复更加困难。其实，肢体运动障碍不仅仅是肌肉无力的问题，肌肉收缩的不协调也是导致运动功能障碍的重要原因。因此，不能误以为康复训练就是力量训练。在中风后遗症患者运动功能障碍的康复治疗中，传统的理念和方法偏重恢复患者的肌力，忽视对患者的关节活动度、肌张力及拮抗之间协调性的康复治疗，即使患者肌力恢复正常，亦可能遗留下异常运动模式，从而妨碍其日常生活和活动能力的提高。实验及临床研究表明，由于中枢神经系统存在可塑性，在大脑损伤后的恢复过程中，具有功能重建的可能性。目前国际上一般建议在日常的家庭护理康复治疗中，使用家用型肢体运动康复仪来使受损的肢体运动功能恢复。它本身以神经促通技术为核心，使肌肉群受到低频脉冲电刺激后按一定顺序模拟正常运动，除直接锻炼肌力外，通过模拟运动的被动拮抗作用，协调和支配肢体的功能状态，使其恢复动态平衡；同时多次重复的运动可以向大脑反馈促通信息，使其尽快最大限度地实现功能重建，打破痉挛模式，恢复自主的运动控制，尤其是家用的时候操作简便。这种疗法可使瘫痪的肢体模拟出正常运动，增强患者康复的自信心，恢复患者的肌张力和肢体运动功能。

应积极指导和辅助患者进行功能锻炼，从简单的屈伸开始，要求活动充分，合理适度，避免损伤肌肉和关节，每天2~4次，每次5~30min。家人可辅助按摩患侧肢体，促进患肢血液循环，以利功能恢复。

四、常规治疗与护理

中风是由脑血管病变引起的，多见于老年人，尤其是高血压或明显动脉硬化者。中风治疗与康复保健极其重要，在中风患者度过危险期后，大多留有半身不遂、言语不利等后遗症，此时加强防治中风后遗症有着较好的效果。中风患者在康复期如无吞咽困难，宜以清淡、少油腻、易消化的柔软平衡膳食为主，另外康复运动有助于恢复下肢、关节和足部的运动功能。

五、摸骨复位治疗

【目的】复位颈1、2、3。

【患者体位】坐位，低头，舒适放松。

【医生位置】左后/右后。

【操作】坐位推正法。第一步：患者正坐，双手扶在大腿上，颈肩部放松。医者站其后方，然后检查、确定要整复的棘突位置。第二步：左手拇指抵住患者颈椎棘突的左侧方，右手的掌指面扶按在头部右侧方的前半部分，右手指上段的指面部顺势紧贴在患者头上方；接着，右手缓缓地使患者头部进行向前、向后，以及向左、向右方向的被动晃动，待晃动至一定角度时，医者会感到左手拇指下的棘突有明显阻力，即颈椎的侧弯和旋转已经到达要整复的棘突部位，稍停顿片刻，随即两手协同用力，同时向对侧方向推动拇指下的棘突和头颈。

第十节 面 瘫

一、概述

面瘫中医又称口僻、卒口僻、口眼歪斜、吊线风、歪嘴风等，多由人体正气不足，卫外不固，脉络空虚，风邪夹寒、夹热、夹暑湿等病邪乘虚入中面部的阳明经、少阳经等脉络，导致营卫不和、气血痹阻、经脉失养。临床以一侧面部表情肌突然瘫痪、患侧抬眉困难、口眼歪斜、目闭不全、流泪、鼻唇沟变浅、口角下垂、流涎、鼓腮漏气、存食、面部被牵扯歪向健侧、舌前2/3味觉减退为主要表现。

面瘫多为急性起病，1周内可逐渐加重，任何年龄均可以发病，一般2周左右开始恢复。但部分患者不能完全恢复，可能遗留后遗症，严重者还会存在面肌联动、肌肉痉挛、肌肉挛缩等后遗症状。

二、临床表现

多数患者往往于清晨洗脸、漱口时突然发现一侧面颊动作不灵、嘴巴歪斜。患侧面部表情肌完全瘫痪者、前额皱纹消失、眼裂扩大、鼻唇沟平坦、口角下垂，露齿时口角向健侧偏歪。患侧不能做皱额、蹙眉、闭目、鼓气和噘嘴等动作。鼓腮和吹口哨时，因患侧口唇不能闭合而漏气。进食时，食物残渣常滞留于患侧的齿颊间隙内，并常有口水自该侧淌下。由于泪点随下睑外翻，使泪液不能按正常引流而外溢。分为周围性和中枢性两种。平常人们所常说的面瘫，在多数情况下是指面神经炎而言，此类情况比较容易治疗，绝大部分患者经过合理治疗，均可痊愈。

三、注意事项

防止面瘫最好的办法是平时要注意保持良好的心情，保证充足的睡眠，并适当进行体育运动，增强机体免疫力。面神经麻痹只是一种症状或体征，必须仔细寻找病因，如果能找出病因并及时进行处理，如重症肌无力、结节病、肿瘤或颞骨感染，可以改变原发病及面瘫的进程。面神经麻痹又可能是一些危及生命的神经科疾患的早期症状，如能早期诊断，可以挽救生命。

四、摸骨复位治疗

【目的】复位颈1、2。

【患者体位】坐位，低头，舒适放松。

【医生位置】左后/右后。

【操作】定位摇正法：整复颈椎上段的错动部位，于棘突旁的压痛或肿胀位置施拇指揉法2~3分钟，接着施以颈部拿捏法，患者取坐位，头稍后伸。医者站其身后，两手拇指面并拢，分置于颈椎棘突的两旁，其中左手拇指按压在棘突的右侧，右手拇指则按压在棘突的左侧，随后食指屈曲，以食指的指腹部或食指中节的桡侧面相应放置于颈部的两侧。

抬头或低头摇正法：坐位推正法和掌指推正法。根据疼痛部位的不同，在相应的平面查找棘突的偏歪，随后予以校正。手法应用中，要求是边整复，边在整复后的邻近部位施拇指拨揉法、拿法等松懈手法半分钟左右，以便松懈、稳定整复了的关节和局部的软组织。

第十一节　帕金森病

一、概述

帕金森病又称震颤麻痹，是中老年人最常见的中枢神经系统变性疾病。震颤是指头及四肢颤动、振摇，麻痹是指肢体某一部分或全部肢体不能自主运动。其得名是因为一个名为帕金森的英国医生首先描述了这些症状，包括运动障碍、震颤和肌肉僵直。一般在50~65岁开始发病，发病率随年龄增长而逐渐增加，60岁发病率约为1%，70岁发病率达3%~5%，我国目前大概有170多万人患有这种疾病，全球有超过400万患者。

随着病情的发展，穿衣、洗脸、刷牙等日常生活活动都出现困难。另外，有的患者还可出现自主神经功能紊乱，如油脂脸、多汗、垂涎、大小便困难和直立性低血压，也可出现忧郁和痴呆的症状。其实帕金森病在发病初期做复位治疗效果非常显著，只是许多患者不认同帕金森病的转归，到后期加重后才意识到，但为时已晚。

中医学称帕金森病为颤证，是以头部或肢体摇动、颤抖为主要临床表现的一种病症，轻者仅感头摇或手足微颤，重者头部振摇大动，肢体颤动不止，甚至四肢拘急，生活不能自理。本病又称振掉、颤振，主要是由于年迈体虚、情志郁怒、饮食失宜、劳逸失当等各种原因导致气血不足、肝风内动、经脉失养，久则肾精亏损，经脉失于濡润所致。病理性质总属本虚标实，本为气血阴阳亏虚，其中以阴津、精血亏虚为主，标为风、火、痰、瘀为患，本病初期治疗当以清热化痰、息风为主，病程较长，治当以滋补肝肾，益气养血，调补阴阳为主，兼以息风通络。

二、病因

引发原因有：

1. 中毒　如一氧化碳中毒，在北方煤气中毒较多见。患者多有中毒的急性病史，以后逐渐出现弥漫性脑损害的征象，包括全身强直和轻度的震颤。

2. 感染　脑炎后可出现本病，如流行性甲型脑炎，多在痊愈后有数年潜伏期，逐渐出现严重而持久的帕金森病症状。其他脑炎一般在急性期出现，但多数症状较轻、短暂。

3. 药物　服用抗精神病的药物如吩噻嗪类和丁酰类药物能产生类似帕金森病的症状，停药后可完全消失。

4. 脑动脉硬化　因脑动脉硬化导致脑干和基底节发生多发性腔隙性脑梗死，影响到黑质多巴胺纹状体通路时可出现本病。但该类患者多伴有假性球麻痹、腱反射亢进、病理征阳性，常合并明显痴呆。

三、摸骨复位治疗

【目的】复位颈1、2、6、7。

【患者体位】坐位，低头，舒适放松。

【医生位置】左后/右后。

【操作】牵引法：患者取坐位，医者站于患者身后，双手拇指分别抵按在枕骨后下方的两侧，其余四指面顺势并拢、前置，以便托住其下颚两侧，此时医者的两侧前臂应当相应按压在患者两侧的肩上。随后医者身体站稳，前臂向下压在患者肩上，两手臂协同用力将患者头颈缓慢向上托起、牵引，约半分钟后，在保持牵引力不变的条件下，使患者头颈进行向患侧及健侧方向的、水平位的、或左或右的环转运动，反复操作2到4遍。

自上而下地在颈椎上查找、整复，从颈7始至颈1止。使用抬头或低头摇正法，坐位推正法和掌指推正法。根据疼痛部位的不同，在相应的平面查找棘突的偏歪，随后予以校正。手法应用中，要求是边整复，边在整复后的邻近部位施拇指拨揉法、拿法等松懈手法半分钟左右，以便松懈、稳定整复了的关节和局部软组织。

第十二节　手足麻木

一、概述

手足麻木是肢体神经受损的一种常见症状，大多是由于中风瘫痪、糖尿病、神经炎、颈椎病以及风湿、类风湿、脉管炎等腰椎病等引起，运动神经纤维周边的微细血管被堵塞，压迫运动纤维，导致运动神经纤维严重受损。神经的传导能力和传导速度下降，出现手足麻木。严重者可以发展为肢体瘫痪、肌肉萎缩等。该类疾病一般多发生于中老年人，或做骨关节手术、损伤者。

轻者指（趾）端麻木，重者可延伸至整个手掌及足部、四肢，甚至全身。感觉麻木困胀、屈伸不利、运动不灵活，有"蚁行感"或"针刺感"，部分患者有"袜子""袖套"型异常感觉，自觉皮肤变厚一样，感觉迟钝。不少患者常于夜间睡眠时发作，以至麻醒，或者早晨起床后双手困胀，有麻木不适及僵硬感，稍作活动后可缓解。以上症状在受寒、劳累后往往加重。伴有神疲乏力、手脚怕凉等表现。个别患者还有一些复杂的异常感觉，脚底如踩棉花或鹅卵石样异常感，或者触物刺痛感、烧灼感、触电感。病情严重者可有肌肉萎缩。但多数患者发病初期肢体运动功能可以正常，一般不影响工作生活，化验检查神经系统也无明显损害病变（个别患者肌电图异常）。本病呈慢性进展过程，可延续数年至十余年。

麻木一证属气血的病变，临床上常见正虚邪实、虚实夹杂的复杂变化。多因气虚失运，血虚不荣，风湿痹阻，痰瘀阻滞所致。麻木一证，以气血亏虚为本，风、寒、湿邪及痰、瘀为标。麻木病因虽有多端，而其病机皆为气血不能正常运行流通，以至皮肉经脉失养所致。气血不足、寒气阻滞、血脉不通、气血不能濡养经络是麻木病症的基础病因。手足麻木是以症状命名的疾病，相类于西医的多种结缔组织疾病（如风湿、类风湿疾病），营养障碍疾病（如维生素缺乏症），代谢及内分泌障碍疾病（如糖尿病、甲状腺功能减退症等），以及其他疾病（如感染、肿瘤）在病程中所发生的多发性神经炎及周围神经损害。一些关节劳损性疾病，如腕管综合征、网球肘、颈腰椎疾病等，也常以麻木、胀痛为主要症状。高血压、高血脂、脑动脉硬化引起的脑血管病变，也常以麻木作为主症或兼症。

二、病因

1. 痛风　一名30多岁的男性，经常上网不到5分钟，就觉得手麻疼痛不已，就医检查过程中，医师发现患者的大脚趾、脚踝关节有红肿症状，抽血检查，结果尿酸值高达547.4μmol/L，确定患者有痛风，治疗后，手麻及关节疼痛等问题都获得改善。临床显示，手麻的患者中约有1%是痛风所致，可能因尿酸沉淀在正中神经处，压迫到正中神经，而出现手麻疼痛问题。

2. 一过性脑缺血　这是引起老年人手发麻的常见原因。老年人常有高血压、高血脂，高血压会引起血管痉挛，高血脂会引起血管硬化，加上老年人血液黏稠度会增高，睡眠时血流又缓慢，这些因素都会导致发生一过性脑缺血而致手发麻。因此老年人要定期查血压、血脂，并做血液流变学检查，如有高血压或高血脂，要进行治疗。平时多饮水，服用一些药，降低血液黏稠度，防止血栓形成，改善脑供血，手发麻的现象便会消除。

3. 颈椎病　颈椎病是中老年人的常见病，它是由颈椎骨质增生、椎间盘退化或局部关节韧带松弛而使颈椎局部的血管、神经组织受压而造成的，其症状表现多种多样，手发麻是其症状之一。颈椎病通过颈椎X线片可诊断，患者平时可常做一些缓慢活动颈部的保健操，并注意睡眠时枕头高矮要适宜，一般以7~9cm高为宜，不可过高或过低，软硬也要适中，睡姿要正确，可避免颈椎局部血管和神经组织受压而致手麻。

4. 糖尿病　糖尿病会产生多种并发症，糖尿病周围神经病变就是其中之一，一旦发生这种并发症，会有四肢麻木和感觉异常等症状。患了糖尿病，要进行正规、合理的治疗，把血糖控制在正常范围，并注意补充维生素B_1、维生素B_6、维生素C，还可配合应用银杏叶制剂、川芎嗪等药物，四肢麻木感便会消除。

5. 末梢神经炎　如果长期消化吸收功能差，营养不良，会引起维生素B_1缺乏致末梢神经炎，也会引起手发麻，此时只要注意增加一些营养，多补充维生素B_1便可。

6. 臂神经受压　睡眠中如果姿势不正，颈项偏斜或手臂受压，会因臂神经受压而引起手发麻，这时只要换个姿势睡，活动一下手臂，麻木感便可以得到消除。

7. 用药过量 应用某些药物过量，如庆大霉素，会发生口唇和肢体发麻的副作用，要注意避免用药过量。

三、摸骨复位治疗

【目的】复位颈1、2、3，胸1、2，腰3、4、5。

【患者体位】坐位，低头，舒适放松。

【医生位置】左后/右后。

【操作】牵引法：患者取坐位，医者站于患者身后，双手拇指分别抵按在枕骨后下方的两侧，其余四指面顺势并拢、前置，以便托住其下颚两侧，此时医者的两侧前臂应当相应按压在患者两侧的肩上。随后医者身体站稳，前臂向下压在患者肩上，两手臂协同用力将患者头颈缓慢向上托起、牵引，约半分钟后，在保持牵引力不变的条件下，使患者头颈进行向患侧及健侧方向的、水平位的、或左或右的环转运动，反复操作2到4遍。

自上而下地在颈椎上查找、整复，从颈3始至颈1止。使用抬头或低头摇正法，坐位推正法和掌指推正法。根据疼痛部位的不同，在相应的平面查找棘突的偏歪，随后予以校正。手法应用中，要求是边整复，边在整复后的邻近部位施拇指拨揉法、拿法等松懈手法半分钟左右，以便松懈、稳定整复了的关节和局部软组织。

第十三节 失 眠

一、概述

失眠即睡眠失常。表现为入睡困难，断断续续不连贯，或过早地醒来，醒后不能再继续睡，有睡眠不足，全身乏力，倦怠感觉，多因健康情况不佳，疼痛感觉不适，生理节奏被打乱，睡眠环境影响等，也有因怕睡眠而失眠的。可根据不同的原因采取相应的措施。失眠是由于情志、饮食内伤，或病后及年迈，禀赋不足，心虚胆怯等病因，引起心神失养或心神不安，从而导致经常不能获得正常睡眠为特征的一类病证。主要表现为睡眠时间、深度的不足以及不能消除疲劳、恢复体力与精力，轻者入睡困难，或寐而不酣，时寐时醒，或醒后不能再寐，重则彻夜不寐。失眠是临床常见病症之一，虽不属于危重疾病，但妨碍人们正常生活、工作、学习，并能加重或诱发心悸、胸痹、眩晕、头痛、中风等病症。顽固性的失眠，给患者带来长期的痛苦，甚至形成对安眠药物的依赖，而长期服用安眠药物又可引起医源性疾病。失眠在《内经》中称为"目不瞑""不得眠""不得卧"，并认为失眠原因主要有两种，一是其他病症影响，如咳嗽、呕吐、腹满等，使人不得安卧；二是气血阴阳失和，使人不能入寐。失眠通常指患者对睡眠时间或质量不满足，并影响白天社会功能的一种主观体验。日常生活中，思想的冲突、工作的紧张、学习的困难、希望的幻灭、亲人的离别等一些消极因素，或是成功的喜悦等积极因素，无一不能带来不眠之夜，像这种失眠就是心理性失眠。

中医学对失眠的认识主要有4种：阴阳消长论、营卫循行论、心主神明论、脑主神明论。虽然临床上有"脑主神明"和"心主神明"的争论，但是医家在承认心脑共主神明的同时，往往依据临床各有所侧重，现代关于失眠机制的中医学论述都基于此。中医睡眠学说包括阴阳睡眠学说、卫气运行睡眠学说和神主睡眠学说。阴阳睡眠学说为总纲领，揭示了睡眠和觉醒的基本原理；卫气运行睡眠学说是阴阳学说的具体化，揭示了睡眠的运动本质；而神主睡眠学说突出了中医学的整体睡眠观，揭示了睡眠是人体整体的生命活动形式。并将失眠概括为阴虚失眠、胃不和失眠、阳虚多寐、湿重多寐。人的情志活动是大脑对客观事物的反映，这种反映是属心、脑神经活动的范围。且肝主疏泄，调节精神情志，所以心、脑、肝与睡眠关系密切。中医学关于失眠的辨证论治颇为丰富，近年来不少医者从临床实际出发，探求其发生的机制，提出了一些新的辨证思路。

1. 从五脏论治 有学者认为失眠的病因病机主要责之于肝，波及五脏，统顾五脏实体病证。提倡"五脏皆有不寐"的整体观，确立从肝论治、兼顾他脏、辨证加减的证治体系，并由此分脏制定了失眠证治方案。

2. 从精神情志论治 精神情志与不寐关系密切，由此将不寐分成烦恼型、多疑型、紧张型、抑郁型，分别选用清热泻火、疏肝降逆法，滋阴清热、理气解郁法，清心宁神、调和肝脾法等治之，取得良好效果。

3. 从昼夜节律论治 人体的睡眠是一种具有昼夜节律性的生理活动，失眠则是这种正常睡眠-觉醒节律紊乱的结果。遵循这一规律，提出"因时制宜"治疗失眠。

4. 从心肾相交论治 所有的失眠都是"火不归根"引起的，所有的治疗方案，最终都需要回到"引火归根、心肾相交"的问题上来，并将失眠分为五型：肝气郁结型、肾精不足型、心火旺盛型、经脉瘀阻型、痰湿阻滞型。

5. 从肝脾论治 导致失眠产生的诸多病因病机均与肝脾失调有关，因此治疗失眠的理法方药的选择，应在辨证论治的基础上，注重调理肝脾。

二、摸骨复位治疗

【**目的**】复位颈1、2、3。

【患者体位】坐位，低头，舒适放松。

【医生位置】左后/右后。

【操作】低头摇正法：本手法属于颈椎旋转整复手法的基础手法，只有熟练掌握这一手法之后，才能把握好定位明确的其他整复手法。多用于颈3到6棘突的偏歪。第一步：患者正坐，颈肩放松，下颌微微内收，以使头部略有前屈。医者站其身后，一手掌前置，托住其下颌，另一手托扶在枕后下方的部分。第二步：医者双手协同用力，以使患者头颈进行向左或向右的被动旋转，旋转、摇动的速度要慢，幅度必须控制在生理活动的范围之内。当医者感到手下的头颈能够放松，患者的注意力已不在旋转头颈的动作时，随即进行一个有限度的、增大幅度的快速转动，此时多可听到或感到复位成功时"咯嗒"的声响。

抬头摇正法：采用定位摇正法等手法整复颈椎错动处。每整复一处错动的位置，就应当在棘突和横突旁的痛点及肌紧张处施拇指揉法治疗约1分钟。

第十四节　脑　瘫

一、概述

脑性瘫痪，简称脑瘫，通常是指在出生前到出生后1个月内由各种原因引起的非进行性脑损伤或脑发育异常所导致的中枢性运动障碍。临床上以姿势与肌张力异常、肌无力、不自主运动和共济失调等为特征，常伴有感觉、认知、交流、行为等障碍和继发性骨骼、肌肉异常，并可有癫痫发作。出生1个月后各种原因引起的非进行性中枢性运动障碍，有时又称为获得性脑瘫，约占小儿脑性瘫痪的10%。脑性瘫痪的发病率约为1.2‰~2.5‰（每千活产儿）。

二、病因与危险因素

引起脑性瘫痪的原因很多，但找不到原因者可能达1/3以上。有时一些病例也可能存在多种因素。产前因素最常见，包括遗传和染色体疾病、先天性感染、脑发育畸形或发育不良、胎儿脑缺血缺氧致脑室周围白质软化或基底节受损等。围产因素指发生在分娩开始到生后1周内的脑损伤，包括脑水肿、新生儿休克、脑内出血、败血症或中枢神经系统感染、缺血缺氧性脑病等。围产因素可能是引起早产儿脑瘫的重要原因。晚期新生儿以后的因素包括从1周至3或4岁间发生的中枢神经系统感染、脑血管病、头颅外伤、中毒等各种引起非进行性脑损伤的病因。早产和宫内发育迟缓虽然不是脑瘫的直接原因，但它们是脑瘫的重要高危因素。母亲宫内炎症或绒毛膜羊膜炎，作为一项潜在的危险因素已经越来越引起重视。

三、临床表现

脑性瘫痪的症状在婴儿期常表现为异常姿势和运动发育落后。虽然患儿的脑损害或者脑发育异常是非进展性的，随着脑损伤的修复和发育进程，其临床表现常有改变。如严重新生儿缺血缺氧性脑病，在婴儿早期常表现为肌张力低下，以后逐渐转变为肌张力增高。平衡功能障碍需婴儿发育到坐甚至站立时才能表现出来。关节挛缩和脊柱畸形等继发改变也是逐渐发展出来的。可以伴有癫痫、智力低下、感觉障碍、行为障碍等。这些伴随疾病有时也可能成为脑瘫儿童的主要残疾。临床上根据运动障碍的性质可分为痉挛型、不随意运动型、共济失调型、肌张力低下型和混合型等，并根据受累的肢体分布，分为单瘫、偏瘫、双瘫、三肢瘫和四肢瘫等类型。

四、诊断

脑性瘫痪的诊断主要基于病史及神经系统检查。典型的脑性瘫痪多具有运动发育落后、姿势异常、中枢性运动障碍的体征等。询问孕期、围产期、新生儿期异常病史可能提示脑瘫的病因。影像学检查可能发现脑损伤的证据。脑性瘫痪需除外遗传代谢与神经变性病。脑性瘫痪的早期常缺乏特异性体征，与一般的运动发育迟缓难于区别，甚至在早期没有明显的运动发育迟缓。自发性全身运动（GMs）质量评估是近几年发展出的评估方法。GMs是未成熟脑时期独特的运动形式，从胎儿至足月后4个月均存在。研究显示，GMs的数量与运动发育没有直接关联，GMs质量才是脑损伤的重要指标。持久的、痉挛同步性GMs能准确预测脑性瘫痪。在健康小婴儿中常一过性出现一种小幅度的舞蹈样运动，称为不安宁运动（fidgety movements）。在矫正年龄6周后开始出现，9~12周最显著，在14~20周减退直至消失。不安宁运动缺乏高度提示神经系统异常，也是脑瘫的早期征象。

五、摸骨复位治疗

【目的】复位颈1、2、3，腰4、5。

【患者体位】坐位，低头，俯卧位，舒适放松。

【医生位置】左后/右后。

【操作】抬头摇正法：多用于枕寰和寰枢关节的错动，有时也在颈3到5的错骨缝中使用。第一步：患者取坐位，身体放松，下颌的位置与中立位时相比稍抬高约5°（使头部略有翘起即可）。医者站其偏歪侧的斜后方，以一手的掌指面托住其下颌部，另一手的拇指与其余四指面分置于枕后的两侧并使整个掌指面贴扶在患者的枕后下方，此时两手可协同用力，增加一个轻微向上牵引头颈的作用力，但牵引不当，易造成患者颈肩部的紧张，以致增大了手法的操作难度，所以在手法不熟练时最好不要使用牵引力。第二步：医者有控制地、轻柔而缓慢地向左右两侧旋转头颈数次，当感到患者颈肩部放松后，可突然进行一个向偏歪侧快速而有限度的、稍增大幅度的旋转摇动，此刻多可听到关节复位时的弹响声。

患者取坐位，医者站其后方，采用定位较为明确的坐位推正法和定位摇正法等整复手法来整复错动关节。

自上而下地在颈椎上查找、整复，从颈7始至颈1止。使用抬头或低头摇正法，坐位推正法和掌指推正法。根据疼痛部位的不同，在相应的平面查找棘突的偏歪，随后予以校正。手法应用中，要求是边整复，边在整复后的邻近部位施拇指拨揉法、拿法等松懈手法半分钟左右，以便松懈、稳定整复了的关节和局部软组织。

第十五节 肩周炎

一、概述

中医学认为本病是以感受风、寒、湿邪为主，造成肩关节周围疼痛、活动功能障碍，故称之为"露肩风"或"漏肩风"。本病多发生于50岁左右患者，故又称之为"五十肩"。此外还有"肩凝症""冻结肩"等中医病名。由于肩部肌肉、肌腱、韧带、滑囊和关节囊等软组织的慢性炎症，形成肩关节内外粘连，造成肩周围疼痛、活动功能障碍为特征的称之为肩关节周围炎，简称"肩周炎"。

本病女性多于男性，左侧多于右侧，亦可两侧先后发病。多为中老年患病。逐渐出现肩部某一处痛，与动作、姿势有明显关系。随病程延长，疼痛范围扩大，并牵涉到上臂中段，同时伴肩关节活动受限。如欲增大活动范围，则有剧烈锐痛发生。严重时患肢不能梳头、洗面和扣腰带。夜间因翻身移动肩部而痛醒。患者初期尚能指出疼痛点，后期范围扩大，感觉疼痛来源于肱骨。

肩部疼痛，可为阵发性或持续性，急性期时疼痛剧烈，夜间加重，活动与休息均可出现，严重者有触痛，疼痛时汗出难耐，不得安睡，部分患者疼痛可向前臂或颈部放射。肩关节活动受限，尤以外展、外旋、后伸障碍显著，病情严重者不能刷牙、洗脸、梳头、脱衣、插衣兜等，甚至出现局部肌肉萎缩等。肩周炎的发病首先发生一侧肩部疼痛、酸痛或跳痛，夜间痛甚，初起因畏痛而不敢活动，久则产生粘连和挛缩，活动受限，尤以外展、上举、背伸时明显，甚者肩关节失去活动能力。

二、临床表现

1. 肩部疼痛　初起时肩部呈阵发性疼痛，多数为慢性发作，以后疼痛逐渐加剧，或钝痛，或刀割样痛，且呈持续性，气候变化或劳累后疼痛常加重，疼痛可向颈项及上肢（特别是肘部）扩散，当肩部偶然受到碰撞或牵拉时，常可引起撕裂样剧痛，肩痛昼轻夜重为本病一大特点，多数患者常诉说后半夜痛醒，不能成寐，尤其不能向患侧侧卧，此种情况因血虚而致者更为明显；若因受寒而致痛者，则对气候变化特别敏感。

2. 肩关节活动受限　肩关节向各方向活动均可受限，以外展、上举、内外旋更为明显，随着病情进展，由于长期废用引起关节囊及肩周软组织的粘连，肌力逐渐下降，加上喙肱韧带固定于缩短的内旋位等因素，导致肩关节各方向的主动和被动活动均受限，当肩关节外展时出现典型的"扛肩"现象，特别是梳头、穿衣、洗脸、叉腰等动作均难以完成，严重时肘关节功能也可受影响，屈肘时手不能摸到同侧肩部，尤其在手臂后伸时不能完成屈肘动作。

3. 怕冷　患肩怕冷，不少患者终年用棉垫包肩，即使在暑天，肩部也不敢吹风。

4. 压痛　多数患者在肩关节周围可触到明显的压痛点，压痛点多在肱二头肌长头腱沟、肩峰下滑囊、喙突、冈上肌附着点等处。

5. 肌肉痉挛与萎缩　三角肌、冈上肌等肩周围肌肉早期可出现痉挛，晚期可发生废用性肌萎缩，出现肩峰突起、上举不便、后弯不利等典型症状，此时疼痛症状反而减轻。三角肌有轻度萎缩，斜方肌痉挛。冈上肌腱、肱二头肌长、短头肌腱及三角肌前、后缘均可有明显压痛。肩关节以外展、外旋、后伸受限最明显，少数人内收、内旋亦受限，但前屈受限较少。

三、X线片及实验室检查

常规摄片，大多正常，后期部分患者可见骨质疏松，但无骨质破坏，可在肩峰下见到钙化阴影。实验室检查多正常。年龄较大或病程较长者，X线片可见到肩部骨质疏松，或冈上肌腱、肩峰下滑囊钙化征。

四、摸骨复位治疗

【**目的**】复位颈5、6、7，肩关节。

【**患者体位**】坐位，低头，舒适放松。

【**医生位置**】左后/右后。

【**操作**】小摇法：患者取坐位，术者站于其患侧方，一手扶住肩部，一手扶住肘部（使患者手搭在医者的肘上部）环旋摇动。

大摇法：患者取坐位，术者站于其患侧方，两腿分开与肩平宽，一手松握腕部，另一手相对以掌背将其慢慢向上托起到160°左右时反掌握住腕部，原握腕之手向下滑移至患肩上部按住，此时两手协调用力，一手稳按住肩部，一手向后使肩关节由后向前做大幅度转动至起始位，另一手由肩部滑移至腕部。依此反复操作数遍。由后向前摇则两手动作相反。

肩关节扳法：上举：患者取坐位，术者半蹲站于其前侧，将患肢手搭在医者肩后，肘部放在医者上臂部。医者两手抱住患者肩部，然后慢慢站起并同时将患肢抬起。内收：患者取坐位，将手置于胸前，术者紧靠其背后稳住其身体，用一手扶住患肩，另一手握住其肘部做内收扳动。后伸：患者取坐位，手自然下垂，术者站于患侧，用一手扶住其肩部，另一手握住腕部向后扳动并做屈肘动作。屈肘时要使掌紧贴脊柱上移。外展：患者仰卧，术者一手按住患者肩部，另一手握住其肘部向外牵拉扳动，同时做旋内及旋外动作。也可取上肢外展位，医者站于患者侧方，同上举扳法进行外展扳动。

肩关节整复法：患者取坐位，上肢自然下垂，医者站其右后方，左肘屈曲，前臂自患者腋后插入，肘、臂部缓缓上提，以便向上牵引肩关节，同时右手持患者的右前臂，使肩关节前屈、外展约30°。随后沿着肘、臂的方向用力向下持续牵引肩关节半分钟左右，嘱患者尽量放松肩背部，当感到患者肩部松弛后，医者左臂猛然沿着肩缝的方向用力向上、向后端提和牵拉肩关节，而向下牵引肩关节的力量基本保持不变，此时往往会出现患者肩关节复位时的滑动感或弹响声，之后病痛即可获得明显改善。

第十六节　岔　气

一、概述

岔气又称急性胸肋痛。造成岔气的原因是剧烈活动之前，准备活动不够或未做准备活动。剧烈活动时肌肉进入紧张状态，而内脏器官惰性大，不能马上活动起来，以满足肌肉活动时所需要的养料和氧气，使呼吸肌紧张而痉挛，或是在身体活动需氧量加大时，呼吸不得法，只是加快呼吸频率而呼吸表浅，也能引起呼吸肌的紧张导致痉挛。长期没有参加体育活动或天气过冷，以及大量出汗引起的体内氯化钠含量过低，也能引起岔气，还有些属于过敏性岔气，表现为一动就岔气，经常岔气。

岔气时，呼吸肌痉挛，刺激呼吸肌里的痛觉感受器，而产生疼痛。主要原因有：

1. 运动前没有认真做好准备活动。如在进行剧烈的中长跑时，由于心脏器官的惰性较大，不能很快适应急剧的肌肉工作，而引起腹部某些器官的功能紊乱，造成局部疼痛。

2. 运动时呼吸没有节奏，造成呼吸紊乱，打乱了呼吸和血液循环的协调关系，造成肝、脾、胃、肠的血液淤积和缺氧，或小呼吸肌痉挛而致的"岔气"。

3. 由于运动时长时间地震动胃肠道，改变了正常的蠕动规律，使其中的气体和食物积聚在一起而刺激了胃肠神经，或因大量排汗，体内盐分随汗排出过多，而引起胃肠痉挛。

4. 饭后、饮水后立即进行运动，使胃肠系膜受到过分的牵拉，而引起疼痛。

二、摸骨复位治疗

【目的】复位胸椎和脊柱，缓解肋间肌痉挛。

【患者体位】坐位，低头，俯卧位，舒适放松。

【医生位置】左后/右后。

【操作】上胸椎后伸扳法：患者取坐位，两上肢上举180°，两手掌交叉重叠，术者站在其侧后方，一手拇指面顶在上胸段正位胸椎的棘突上，一手在前用前臂抱按住患者两上臂下端近肘关节处。然后让患者挺胸至有阻力时，术者抱按患者上肢之手向后扳动其双上肢。同时，另一手顶按棘突之拇指向前快速推按患者棘突，使后凸的胸椎向前复位。

下胸椎后伸扳法：患者取俯卧位，术者站于其一侧，一手手掌抵按在下段胸椎棘突处，一手手掌及前臂托住患者胸正中部，将其胸部向上托起至有阻力时，两手协同将其上身在向上托举扳动和向下按压胸椎棘突处，同时瞬间快速发力，使其后伸幅度扩大5°~10°。

胸椎整复法：首先在棘突偏歪的痛点周围施以拇指拨揉法4~6分钟。当伤于胸背的上部时，可选用坐位推正法、扳肩推正法等整复手法，伤于胸背的下部时，多采用胸椎定位摇正法、掌指推正法等整复手法。

第十七节　肋间神经痛

一、概述

肋间神经痛是指一个或几个肋间部位发生的经常性疼痛，并有发作性加剧。原发性肋间神经痛极少见，继发性者多与病毒感染、毒素刺激、机械损伤及异物压迫等有关。其疼痛性质多为刺痛或灼痛，并沿肋间神经分布。肋间神经痛是指一根或几根肋间神经支配区的经常性疼痛。它是老年人常见的胸痛原因之一。肋间神经共有12对，由胸髓发出后经前根和后根联合而组成。胸神经分为前支、后支、脊膜支和交通支。前支位于肋间内、外侧肌之间，叫作肋间神经，走行在肋间动脉的下面。临床上通常见到的是继发性肋间神经痛，而原发性肋间神经痛较少见。继发性肋间神经痛是由邻近器官和组织的病变引起，如胸腔器官的病变（胸膜炎、慢性肺部炎症、主动脉瘤等），脊柱和肋骨的损伤，老年性脊椎骨性关节炎，胸椎段脊柱的畸形，胸椎段脊髓肿瘤，特别是髓外瘤，常压迫神经根而有肋间神经痛的症状。还有一种带状疱疹病毒引起的肋间神经炎，也可出现肋间神经痛。肋间神经痛有时被呼吸动作所激发，咳嗽、喷嚏时疼痛加重。疼痛剧烈时可放射至同侧的肩部或背部，有时呈带状分布。检查时可发现相应皮肤区的感觉过敏和相应肋骨边缘压痛，于肋间神经穿出椎间孔后在背部、胸侧壁、前胸穿出处尤为显著。有些患者可发现各种原发病变的相应症状和体征。另外，带状疱疹病毒性神经炎引起的肋间神经痛是指疱疹病毒侵犯皮肤及背根神经节，在其神经支配区的皮肤上产生成群的水疱和丘疹，而以水疱为多见，按肋间神经分布排列呈带状，同时伴有一个或几个邻近肋间神经分布区的神经痛。发病时有低热、疲倦、食欲不振等前驱症状。

肋间神经痛发病时，可见疼痛由后向前，沿相应的肋间隙放射呈半环形；疼痛呈刺痛或烧灼样痛。咳嗽、深呼吸或打喷嚏时疼痛加重。疼痛多发于一侧的一支神经。体检发现，胸椎棘突旁和肋间隙有明显压痛；典型的根性肋间神经痛患者，屈颈试验阳性；受累神经的分布区常有感觉过敏或感觉减退等神经功能损害表现。

二、摸骨复位治疗

【目的】复位胸椎和脊柱，缓解肋间肌痉挛。

【患者体位】坐位，低头，舒适放松。

【医生位置】左后/右后。

【操作】胸椎整复法：首先在棘突偏歪的痛点周围施以拇指拨揉法4~6分钟。当伤于胸背的上部时，可选用坐位推正法、扳肩推正法等整复手法，伤于胸背的下部时，多采用胸椎定位摇正法、掌指推正法等整复手法。

第十八节 腰椎间盘突出症

一、概述

腰椎间盘突出症（图4-2）是由于腰椎间盘变性，纤维环破裂，髓核突出刺激或压迫神经根、马尾神经所表现出来的一系列临床症状和体征，俗称"腰突症"，是临床的常见病和引起腰腿痛最主要的原因，常给患者的生活和工作带来诸多痛苦，甚至造成残疾，丧失劳动能力。腰椎间盘突出症是腰腿痛的主要原因，为骨科临床最为多见的疾患，占骨科门诊腰痛患者的10%~15%，占腰腿痛住院病例的25%~40%。腰椎间盘突出症是当今的多发病，需要改变不合理的生活方式。

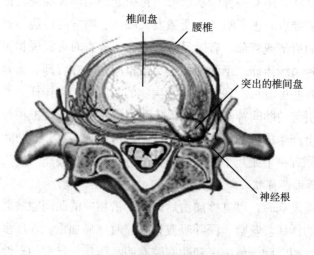

图4-2 腰椎间盘突出症

腰椎间盘突出症患者最多见的症状为疼痛，可表现为腰背痛、坐骨神经痛等。

典型的坐骨神经痛表现为由臀部、大腿后侧、小腿外侧至根部或足背的放射痛。据临床统计，约95%的腰椎间盘突出症患者有不同程度的腰痛，80%的患者有下肢痛。特别是腰痛，不仅是腰椎间盘突出症最常见的症状，也是最早出现的症状之一。疼痛发生主要是由于突出、变性的髓核对邻近组织（主要为窦椎神经及脊神经根）的刺激与压迫，同时髓核内糖蛋白等生物物质溢出，释放组胺等引起局部化学性炎症，导致化学性和机械性神经根炎，从而引起或轻或重的慢性腰腿痛。而且退变也往往同时发生在腰部的其他组织，如腰椎间小关节、韧带及腰部肌肉等，造成这些组织局部的慢性炎症，引起疼痛。两个因素相互作用，互相加重，使腰腿痛呈进行性发展。

二、临床表现

1. 腰部疼痛　腰痛是大多数患者最先出现的症状，发生率约91%。少数患者只有腿痛而无腰痛，所以说并不是每一个患者一定会发生腰痛。还有一些患者先出现腰痛，一段时间后出现腿痛，同时腰痛自行减轻或消失，就诊时仅主诉腿痛。疼痛性质多为刺痛，常伴有腿脚麻木、酸胀的感觉。

2. 下肢放射痛　腰腿痛在外伤、劳累和受寒后容易发作，每次时间约2~3周，可以逐渐缓解。在发作时如卧床休息，疼痛往往减轻。从事重体力劳动尤其是反复弯腰活动者发生腰腿痛的概率高。还有缺乏锻炼的人，腰背部肌力差，即使偶尔弯腰抬重物或腰部扭伤，也易诱发腰腿痛。任何使腹压增加的因素如咳嗽、用力排便、大笑、喷嚏、抬举重物等，都容易诱发腰腿痛，或使已发生的腰腿痛加重。

3. 腰部活动受限　腰椎间盘突出症患者腰椎的前屈、后伸活动与椎间盘突出的程度密切相关。如纤维环未完全破裂，腰椎取前屈位置，后伸受限。原因在于腰椎前屈时，椎板间的黄韧带紧张，增加了椎管容积和椎间隙后方空间，相应地，后纵韧带紧张度增加使突出的髓核部分还纳，从而减轻了神经根压迫的症状。

4. 脊柱侧凸　这是腰椎间盘突出症患者为减轻疼痛所采取的姿势性代偿畸形。表现是腰椎向左侧或右侧弯曲，在背部触摸正中位置的棘突可以发现棘突偏歪，但这并不是腰椎间盘突出症的特有体征，约50%的正常人也有脊柱棘突偏歪。

5. 间歇性跛行　腰椎间盘突出症发生的跛行多为间歇性，即行走一段距离路程后出现下肢疼痛、无力，弯腰或蹲下休息后症状可缓解，仍能继续行走。随着时间的推移，症状逐渐缓慢加重，出现上述症状之前的站立时间或者行走距离逐渐缩短，行走距离越短，病情越重。

6. 感觉麻木　腰椎间盘突出症的患者中，有一部分不会出现下肢的疼痛，而仅出现肢体的麻木感，这多数是因为椎间盘组织压迫神经的本体感觉和触觉纤维引起的。大腿外侧是常见的麻木区域，当穿衣裤接触时可以有烧灼感，长时间站立可加重麻木感。大腿外侧感觉障碍的原因多为纤维环膨出或关节退变，而并非由于椎间盘突出。

三、摸骨复位治疗

【目的】改善腰椎骶化、骶椎腰化、半椎体畸形、小关节畸形和关节突不对称等。

【患者体位】坐位，低头，侧卧位，舒适放松。

【医生位置】左后/右后。

【操作】

1. 扳按法

（1）侧卧定位斜扳法：适用于左右旋转式腰椎后关节错位者。患者取侧卧位，使位于上面的下肢髋、膝关节屈曲，位于下面的下肢伸直，医者面向患者前侧，用一手扶持肩前部，用另一上肢的肘关节内侧抵住臀部（这比用手掌按在臀部有两个明显的优点，一可留出这只手掌来固定患椎，可协调定位，提高定位斜扳法的准确性；二可以省力，因肘关节要比手掌更有力。还因肩部与腰椎之间的距离远比臀部与腰椎之间的距离大，根据力学的杠杆原理可知，一般情况下臀部这个力点要比肩部这个力点用力大）。把腰部被动旋转至最大限度后，两手同时用力，做相反方向扳动。以上是常规的斜扳操作方法。上法可改进为：首先获得准确定位，即要找准两个旋转力的交点。如果要调整 L_5，扳动的力量应在臀部，肩部只起固定端作用。如调整 L_4，扳动的力量应在两端，即肩部与臀部同时用相等的力。如调整 L_3，扳动的力量应在肩部，而臀部只起固定作用。如调整 L_2，除扳动的力量应在肩部外，还应将另一只手固定在患椎的下一个椎体处。L_1 以上至 T_{12} 的调整方法同 L_2 的操作方法。

（2）俯卧按腰扳腿法：适用于旋转并反张（后凸）的腰后关节错位、腰椎间盘突出症。以 L_4 棘突偏左后凸为例。患者俯卧，双下肢伸直，术者立其左侧，左手掌按于 L_4 后凸的棘突左旁，右手将患者右膝及大腿托起后伸，并渐扳向左后方，术者两手同时徐徐用力，并抬起放下往返2~4次，待其适应，腰部放松后，将其右下肢扳至左后方最大角度，此时左掌加大按压力，右前臂加"闪动力"，将其右下肢有限制地扳动一下，如此便可完成复位动作。其余类型错位可参考此法类推。

（3）仰头牵拉侧搬法：患者取侧卧位，医者立于患者前面，一肘固定患者臀部，另一手掌按压患者肩关节处，令其头部最大角度后仰，医者按肩之手掌随头后仰慢慢前推，当两力传导至患椎时，医者双手瞬间发力，听到"喀嚓"关节弹响声，完成矫正。

2. **松解手法** 本症多有臀部（以梨状肌为中心）肌肉的紧张、痉挛现象，所以要在臀部紧张区施以轻柔、和缓的擦法、揉法、按法等5分钟左右，以便松解紧张、痉挛的软组织；其后，在腰背部施以中等刺激量的揉法、按法等4~6分钟，以便放松腰背部的软组织：对$L_{4~5}$和$L_5~S_1$椎间盘突出者，手法的重点部位应当在L_3平面以下；对于$L_{3~4}$椎间盘突出者，其肌紧张的区域一般包含背下部，此时手法的刺激范围在T_{10}以下的区域。最后，指压或肘压肌肉松解后的腰部夹脊穴3分钟左右。

3. **整复手法** 在患者能够放松的基础上采用整复手法，对病症较重者使用常规整复手法有时难以成功，这时可采用牵引肘推法。一般情况下，我们以腰椎定位摇正法为主要整复手法，亦可根据病情和操作者的习惯，选用其他的腰椎整复法。但要注意，采用整复手法一定要慎重，若整复手法一时难以成功，则在短期内停止使用，待患者疼痛缓解后再施行，或是采用较为柔和的斜板法。

第十九节 产后痛

一、概述

"产后身痛"为中医学病名，是指产妇在产褥期内，出现肢体或关节酸楚、疼痛、麻木，又称"产后遍身疼痛""产后关节痛""产后痹证""产后痛风"，俗称"产后风"。

本病的发生主要是由于产后气血亏虚，经脉失养或素体肾亏，胞脉失养，以及产后营卫失调，腠理不密，感受风、寒、湿邪，使气血运行受阻所致。①血虚：产时失血过多，或产后气血亏损，筋脉关节失于濡养，以致肢体麻木，肢体关节酸痛。②肾虚：素体肾亏，因产伤精血俱虚，胞脉失养，以致腰脊酸痛，腿膝乏力。③血瘀：产后恶露不畅，瘀血留滞经络，气血运行受阻而致身痛。④感邪：产后气血虚弱，营卫不和，腠理不密，若因起居不慎，风、寒、湿三邪乘虚而入，留着经络、关节，使气血运行受阻，瘀滞而作痛。

二、摸骨复位治疗

【目的】复位腰4、5，耻骨。

【患者体位】侧卧位，舒适放松。

【医生位置】左前/右前。

【操作】侧卧定位斜扳法：适用于左右旋转式腰椎后关节错位者。患者取侧卧位，使位于上面的下肢髋、膝关节屈曲，位于下面的下肢伸直，医者面向患者前侧，用一手扶持肩前部，用另一上肢的肘关节内侧抵住臀部（这比用手掌按在臀部有两个明显的优点，一可留出这只手掌来固定患椎，可协调定位，提高定位斜扳法的准确性；二可以省力，因肘关节要比手掌更有力。还因肩部与腰椎之间的距离远比臀部与腰椎之间的距离大，根据力学的杠杆原理可知，一般情况下臀部这个力点要比肩部这个力点用力大）。把腰部被动旋转至最大限度后，两手同时用力，做相反方向扳动。以上是常规的斜扳操作方法。上法可改进为：首先获得准确定位，即要找准两个旋转力的交点。如果要调整 L_5，扳动的力量应在臀部，肩部只起固定端作用；如调整 L_4，扳动的力量应在两端，即肩部与臀部同时用相等的力。

第二十节　股骨头坏死

一、概述

股骨头坏死属于中医学骨病类的范畴，中医临床上将股骨头坏死称为骨蚀。常分为以下几个类型，包括肝肾亏虚型、气滞血瘀型以及湿热下注型。临床上主要根据症状以及舌脉等来进行辨证用药。气滞血瘀型的患者临床表现为疼痛部位多比较固定，舌质紫暗或有瘀斑，疼痛多呈刺痛，这类患者多以活血化瘀的中药来治疗。肝肾亏虚型患者多有肝肾亏虚的临床表现，比如出现腰膝酸软无力、"打软腿"、舌红少苔，患者治疗多以滋补肝肾为主。而湿热下注型患者舌象多表现为舌红而苔黄腻，治疗原则以清热利湿为主。

中医学认为发生原因如下：①外伤所致。由外力作用于髋关节局部，轻者皮肉受损，严重者出现骨断筋伤，使经络、筋脉受损，气滞血瘀，气血不能濡养筋骨而出现髀枢痹、骨萎。②六淫侵袭。六淫中以风、寒、湿邪最易侵袭人体。风、寒、湿邪侵袭人体经络、气血不通，出现气滞血瘀，筋骨失养，筋脉挛缩，屈伸不利，久之出现股骨头坏死。③邪毒外袭。外来邪毒侵袭人体，如应用大量激素，辐射病等，经络受阻，气血运行紊乱，不能正常滋养筋骨，出现骨萎、骨痹。④先天不足。先天之本在于肾，肾主骨生髓，先天不足，肝肾亏损，股骨头骨骺发育不良或髋臼发育不良，髋关节先天脱位，均可导致股骨头坏死。⑤七情所伤。

七情为喜、怒、忧、思、悲、恐、惊，七情过极，情志郁结，脏腑功能失调，导致气机失调，久之肝肾亏损，不利筋骨，使筋弛骨软。中医学认为与股骨头坏死病变关系最为密切的为肝、脾、肾三脏。肾为先天之本，主骨生髓，肾健则髓充，髓满则骨坚。反之，则髓枯骨萎，失去应有的再生能力。肝主筋藏血，与肾同源，两脏荣衰与共，若肝脏受累，则藏血失司，不能正常调节血量。"肝藏血，心行之，人动则血运于诸经，人静则血归于肝脏。"若血液藏运不周，营养不济，亦是造成缺血性股骨头坏死的重要因素。脾胃为后天之本，气血生化之源，使脾健胃和，生气化血，以行营卫，若脾胃失运，生化气血无源，则筋骨肌肉皆无所以生。

二、摸骨复位治疗

【目的】活血化瘀、运行气血、消肿止痛。

【患者体位】坐位，低头，仰卧位，舒适放松。

【医生位置】左后/右后。

【操作】根据股骨头处血液的流动方向，依次按压相应的穴位来促进血液流通，然后轻轻地按压或者揉搓血管，以此来达到软化血管的目的，增加血管的弹性，促进经脉流通。

通过摸骨复位直接作用于局部病灶而起到全身或局部的治疗作用，增加局部供血的强度，起到活血化瘀、运行气血、消肿止痛，使死骨吸收、新骨再生的功效，复位治疗效果显著。（股骨头坏死患者85%合并L$_{4\sim5}$椎间盘突出，单治髋关节效果不理想。）

第二十一节　强直性脊柱炎

一、概述

强直性脊柱炎在中医学上属于"痹证""肾痹""大偻"范畴，是一种结缔组织免疫性疾病，HLA-B27呈阳性，其发展是一个比较缓慢的过程，并且会出现症状逐渐加重。目前来讲治疗的药物比较少，不能进行根治，只能进行症状的控制，一般要长期地使用一些药物治疗。中医学认为强直性脊柱炎大多由于寒湿外袭，湿热浸淫，跌打损伤，瘀血阻络，气血运行不畅，或先天禀赋不足，肾精亏虚，骨脉失养所致。在治疗时应该采用补肾益精，温经散寒，除湿通络等治法治疗。

由于强直性脊柱炎是较为常见的疾病，病程缠绵，且易造成残疾，故应争取早期诊断、早期治疗。对16~25岁青年，尤其是青年男性，如出现下述症状，则应特别警惕有无强直性脊柱炎可能。①腰痛、腰僵3个月以上，经休息不能缓解。②单侧或双侧坐骨神经痛，无明显外伤史、扭伤史。③反复发作的膝关节或踝关节肿痛，关节积液，无明显外伤史、感染史。④反复发作的跟骨结节肿痛或足跟痛。⑤反复发作的虹膜炎。⑥无咳嗽等呼吸道症状，无外伤史的胸部疼痛及束带感，胸廓活动受限。⑦脊柱疼痛、僵硬感、甚至活动功能受限，无明显外伤史、扭伤史。⑧双侧臀部及髋关节疼痛，无明显外伤史及劳损史。⑨突然发生的脊柱及四肢大关节疼痛、肿胀、活动功能障碍。强直性脊柱炎一般起病比较隐匿，早期可无任何临床症状，有些患者在早期可表现出轻度的全身症状，如乏力、消瘦、长期或间断低热、厌食、轻度贫血等。由于病情较轻，患者大多不能早期发现，致使病情延误，失去最佳治疗时机。

二、摸骨复位治疗

【目的】复位骶髂关节，脊柱骨突，脊柱旁软组织以及外周关节，缓解关节肿痛与预防畸形。

【患者体位】俯卧位，舒适放松。

【医生位置】左前/右前。

【操作】骶髂关节微调扳法：①患者取俯卧位，术者站于其健则，一手掌根按于患侧髂后上棘，另一手掌交叉按于骶骨下端。嘱患者咳嗽，术者两手在其咳嗽时向下快速用力按压，重复数次后，在患者咳嗽时，按髂后上棘之手向患者腹、外、头侧方向，按骶骨下端之手向患者腹、头侧方向分别快速用力按压。②患者取俯卧位，术者一手掌根按住患侧坐骨结节的内侧，另一手交叉抵于骶骨上端，方法同上，在患者咳嗽时，按于坐骨结节内侧的手向患者腹、外、头侧快速按压，另一手则向患者腹、头侧冲压，使骶髂关节向相反方向松动错移。

俯卧位骶髂关节复位法：①单人复位法，患者俯卧位（以左侧为例），术者面对患者，以右足跟蹬在健侧坐骨结节上，双手握患侧踝关节，然后在足跟用力向前蹬的同时，双手用力向后牵住患肢。②双人复位法：患者俯卧位（以左侧为例），双手向前拉住病床缘。术者站于一侧，双手掌重叠于病变骶髂部，助手面对患者，以双手紧握患侧踝关节，做好单腿纵向拔伸准备；然后助手向下用力牵拉患肢，同时术者向下按压骶髂部，一压一拉，瞬间完成复位动作。

进行骶髂关节调节，关节一次性可复位者，实施脊柱椎间盘旋转松动术，对原发性纤维化的椎间盘复位松动后，患者脊柱屈曲缓解。做颈曲、胸曲、腰曲、骶曲的调整。

后 记

　　中医药是我国独具特色的医药科学和优秀传统文化，几千年来为中华民族繁衍昌盛做出重要贡献，在西医学面对医源性、药源性疾病两难之境中凸显出独特的学术价值。"十四五"期间，国家把重视继承与创新，突出中医药特色，加强中医药人才培养和队伍建设列入中医药改革发展的重要日程。

　　非药物疗法是世界卫生组织提出并极力在全球推广的一种自然的、安全的全科生物医学疗法。近年来，大量新技术、新理论在非药物疗法行业的创新应用，使非药物疗法的发展产生了质的飞跃。

　　笔者自1999年起通过正脊复位先后治愈数十万患者，在诊疗过程中，不断总结出一些可以适于临床的推拿正脊经验，形成独特的"摸骨正脊术"。为更好地传承"摸骨正脊术"，使这些经验和理论认识得以传播和推广，让中华医术在新时代焕发更加灿烂的光芒，让更多患者早日康复，特编写此书。

郭　华

2023年10月